ÉTUDES THÉRAPEUTIQUES

SUR LES

EAUX MINÉRALES

gazeuses-salines-ferrugineuses

D'ANDABRE (AVEYRON),

PAR

LE DOCTEUR A^te GIRBAL,

Ancien Chirurgien chef interne de l'Hôtel-Dieu de Nîmes ; Ancien chef de clinique
médicale de la Faculté de Médecine de Montpellier ; Secrétaire particulier de la
Société de médecine et de chirurgie pratiques de la même ville, etc.

> « Les eaux minérales conseillées à propos
> deviennent un médicament aussi efficace,
> qu'il est doux, agréable et d'une adminis-
> tration facile. »
>
> BORDEU,

PRIX : 1 FR. 50 c.

MONTPELLIER,

SAVY, LIBRAIRE, GRAND'RUE 5.

Se trouve aussi dans les principales Librairies du Midi.

ÉTUDES THÉRAPEUTIQUES

SUR LES

EAUX MINÉRALES

GAZEUSES-SALINES-FERRUGINEUSES

D'ANDABRE (AVEYRON).

MONTPELLIER, IMPRIMERIE L. CRISTIN ET C., RUE CASTEL-MOTON, 4.

ÉTUDES THÉRAPEUTIQUES

SUR LES

EAUX MINÉRALES

gazeuses-salines-ferrugineuses

D'ANDABRE (AVEYRON),

PAR

LE DOCTEUR A^{te} GIRBAL,

Ancien Chirurgien chef interne de l'Hôtel-Dieu de Nîmes ; Ancien chef de clinique
médicale de la Faculté de Médecine de Montpellier ; Secrétaire particulier de la
Société de médecine et de chirurgie pratiques de la même ville, etc.

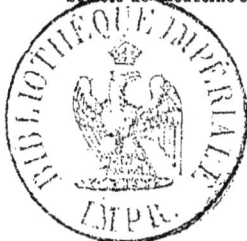

« Les eaux minérales conseillées à propos
deviennent un médicament aussi efficace,
qu'il est doux, agréable et d'une administration facile.»

BORDEU.

PRIX : 1 FR. 50 C.

MONTPELLIER,

SAVY, LIBRAIRE, GRAND'RUE 5.

Se trouve aussi dans les principales Librairies du Midi.

AVANT-PROPOS.

Le département de l'Aveyron est un des plus privilégiés sous le rapport du nombre, de la variété et de la richesse des sources minérales qu'il renferme (1).

Vers l'extrémité Sud, au sein des montagnes de Camarès, dans l'arrondissement de St-Affrique, il offre plusieurs sources d'une importance majeure, jouissant d'une ancienne célébrité et applicables à un grand nombre d'états morbides. Ce sont les eaux froides, *gazeuses*, *salines*, *ferrugineuses* d'Andabre, et les eaux thermales de Silvanès, qui ne sont séparées que par une distance de 3 kilomètres et demi.

A côté de l'établissement d'Andabre, il y a même d'autres sources minérales qui jaillissent de la même chaîne de montagnes. Telles sont les eaux de Prugnes et du Cayla. Moins connues et moins

(1) MM. Patissier et Boutron-Charlard n'en comptent pas moins de seize, encore même leur liste est-elle incomplète. Au Nord du département, se trouvent les eaux de Cransac, Cassuéjouls et Salles-la-Source ; dans sa partie centrale, celles de St-Geniez, Roquetaillade, etc. Toutes ces eaux, sauf celles de Cransac, n'ont, il est vrai, qu'une réputation purement locale.

actives que les premières, elles méritent à leur tour de fixer l'attention des médecins.

L'objet de ce travail est, comme l'indique le titre, une étude médicale des eaux d'Andabre, considérées surtout aú point de vue des indications et des contre-indications de leur emploi. Nous signalerons néanmoins les principales particularités qui concernent les sources voisines. Leur grande proximité, l'analogie de leur action dans certains cas particuliers et les services que leur association bien entendue ou leur usage alterné peut rendre à la thérapeutique, nous en font un devoir. Nous comparerons aussi, sous le double point de vue chimique et médical, les eaux d'Andabre avec les eaux les plus vantées qui rentrent dans la même classe.

C'est le seul moyen, à notre avis, de composer un opuscule réellement scientifique, qui soit de quelque utilité tant pour les médecins qui prescrivent les eaux, que pour les malades qui en usent.

Nous nous sommes constamment tenu en garde contre les assertions perfides et les éloges exagérés qui déparent beaucoup trop de publications de ce genre ! Aussi avons-nous fait tous nos efforts pour établir la notion des effets curateurs des eaux d'Andabre, sur les bases d'une observation sévère.

Si, pour atteindre ce but, nous ne possédions que les données de notre propre expérience, nous n'aurions pas accepté la responsabilité d'une tâche aussi épineuse. Mais les matériaux dont nous avons pu disposer la rendent moins pénible et donnent plus de garantie et plus de poids à l'impartialité de de nos appréciations.

Indépendamment des mémoires spéciaux des docteurs Malrieu, Caucanas et Coulet, dont nous avons profité, nous devons à l'obligeance et à l'amour scientifique de deux médecins éminents de Toulouse, MM. Viguerie et Ducasse, de précieuses communications sur les eaux d'Andabre, qu'ils ont tant contribué à faire connaître (1)! A ces noms, il faut joindre ceux de MM. Anglade de Rodez, Seguin d'Albi, et d'autres praticiens distingués du pays, entr'autres M. Pregheffi, médecin à Montlaur. Leur témoignage a d'autant plus de valeur, qu'il est le fruit d'une longue et consciencieuse pratique. Les cahiers de feu mon père et de mon grand'père, médecins à St-Affrique, contiennent en outre quelques notes inédites qui ont été utilisées pour ce travail. Il n'est autre chose, nous aimons à le dire, que la résultante de tous les éléments ci-dessus combinés avec nos observations et nos investigations personnelles. C'est à ce titre que nous l'offrons au

---

(1) M. Ducasse a lu à l'Académie des sciences de Toulouse, dans la séance du 27 mai 1841, un mémoire intitulé : *Effets médicamenteux des eaux d'Andabre.*

public. Il comblera, du moins en partie, une lacune signalée par la Commission des eaux minérales de l'Académie de médecine, à l'article *Silvanès et Camarès* (1).

Puisse-t-il vulgariser quelques vérités peu connues ou trop oubliées, et jeter un peu de lumière sur certains points obscurs d'hydrologie médicale !

Montpellier, le 1er mai 1853.

(1) Mémoires de l'Académie royale de médecine, t. VII, 1838. Rapport de M. Mérat.

ÉTUDES THÉRAPEUTIQUES

SUR

LES EAUX MINÉRALES

GAZEUSES-SALINES-FERRUGINEUSES

D'ANDABRE (AVEYRON).

Chapitre Premier.

§ Ier.

Esquisse topographique d'Andabre.

La topographie d'Andabre et en général celle du canton de Camarès excite vivement la curiosité du minéralogiste et du géologue (1). Malgré l'intérêt qui se rattache à cette description, nous ne la ferons pas ici ; elle serait déplacée dans un travail de cette nature.

(1) M. Marcel de Serres a présenté à l'Académie royale de Bruxelles (séance du 3 février 1844) un mémoire intitulé : *Notice géologique sur le département de l'Aveyron*. Il est à regretter que ce savant professeur n'ait pas insisté davantage sur la description du terrain de Camarès.

Il suffira de dire que les montagnes de Camarès
offrent un sol rougeâtre, sablonneux, en petits
grains distincts, ayant sur certains points la finesse
excessive qui caractérise les *argiles* et les *marnes*,
présentant sur d'autres, de grandes roches feuille-
tées et des schistes argileux.

On n'y trouve aucun vestige de roches tra-
péennes et basaltiques, ce qui détruit l'hypothèse
de l'existence d'anciens volcans.

La plupart de ces montagnes, de nature en
général peu propre à la culture, sont recouvertes
de plantes aromatiques, parmi lesquelles le gené-
vrier, le thym et le serpolet prédominent. Personne
n'ignore que c'est la terre classique du gibier le
plus exquis. Le mouton élevé à Camarès jouit en
outre d'une grande réputation.

Le terrain d'Andabre est principalement constitué,
comme celui de Camarès, par le *nouveau grès rouge*,
formation géologique très répandue dans l'Aveyron,
surtout vers le Sud, c'est-à-dire dans la partie qui
nous occupe (1). L'air y est extrêmement pur et la
température douce en été (2).

(1) Beudant, Géologie, pag. 205.
(2) Non loin d'Andabre qui fait partie de la commune de
Gissac, on trouve plusieurs minerais de cuivre, dont
quelques-uns sont d'une grande richesse et doivent être
prochainement exploités. Cette concession est demandée
avec instances dans six ou sept autres communes limitro-

L'établissement d'Andabre est situé dans une vallée fertile, assez étendue et au milieu de la grande prairie qui porte ce nom. Elle offre des plantations variées, plusieurs séries d'allées horizontales et une foule d'améliorations récentes, telles que terrasses, jardins, jets d'eau, etc., qui ont considérablement accru, depuis peu d'années, les avantages du site.

La principale construction exécutée sur un plan assez grandiose, s'élève à côté de la grande route de Camarès à Silvanès, au pied de la colline que surmonte l'ancien et beau chateau de Gissac. Elle est située au Nord-Ouest de Silvanès, à l'Est de Camarès, au Sud-Ouest de Gissac (1).

phes. A Brusque, qui n'est plus, il est vrai, que sur les limites du nouveau grès rouge, existe une mine assez considérable de plomb argentifère associé au cuivre et au zinc. Nous en avons vu, il y a peu de jours, de magnifiques échantillons. Il est permis d'espérer que cette exploitation métallurgique sera pour le Rouergue, une nouvelle source de prospérité.

(1) Andabre peut aujourd'hui loger largement une centaine de personnes. La vie animale y est très facile. La première table est de 5 fr. par jour, chambre comprise ; il y en a d'autres à tout prix, pour s'accommoder à toutes les positions ; l'abonnement aux eaux est de 25 cent. par jour, pour la buvette ; elles sont données gratuitement aux indigents. — Indépendamment des diligences qui arrivent tous les jours à Andabre, par Lodève et par St-Affrique, des omnibus *gratuits* font journellement le service d'Andabre à Silvanès. Le trajet s'effectue en moins de demi-heure. —Des fonds ont été votés pour la construction d'un nouveau pont à Camarès sur la rivière de Dourdon et d'une nouvelle route de Camarès à Andabre. Elle améliorera le parcours de Camarès à Andabre et à Silvanès. Les travaux sont déjà commencés et se poursuivent avec activité.

Voici le tableau des principales distances d'Andabre,
tel qu'il a été donné sur les lieux par l'ingénieur des ponts
et chaussées :

D'Andabre à Silvanès................... 3 kil. 1/2
  Id. à Prugnes................... 1 1/2
  Id. à Camarès................... 4
  Id. par Ceilhes à Lodève......... 58
  Id. par Vabre à St-Affrique....... 28
  Id. à Milhau................... 56
  Id. à Albi.................... 92
  Id. par St-Gervais à Bédarieux.... 58

Relativement à la topographie d'Andabre, rele-
vons quelques erreurs que l'on trouve consignés
dans la plupart des traités généraux d'eaux minérales.

Presque tous les anciens auteurs ont désigné
sous le nom collectif de *Eaux froides de Camarès,*
les eaux d'Andabre et de Prugnes. MM. Patissier et
Boutron-Charlard ont même conservé cette dénomi-
nation dans la dernière édition de leur ouvrage.
« Il y a deux sources, disent-ils, situées sur la
rive gauche du ruisseau d'Andabre, à 300 pas l'une
de l'autre. L'une se nomme fontaine d'Andabre ;
elle est la plus considérable et offre un joli établissement ; l'autre est connue sous le nom de Prugnes (1). » Cette assertion est inexacte ; la distance

(1) Patissier et Boutron-Charlard, Manuel des eaux
minérales, 1837, pag. 302.

dé Prugnes à Andabre est de 1 kil. $^1/_2$; et il existe à Andabre deux sources principales au lieu d'une, celle de la *buvette* ou de la *fontaine* et celle des *bains* (1).

L'article CAMARÈS de M. Bourdon est encore plus imparfait. « Les baigneurs de Silvanès, dit-il, viennent souvent boire aux sources de Camarès. *Ce dernier et très petit village, porte aussi le nom d'Andabre* (2). » Cette synonymie est une pure illusion de M. Bourdon. Camarès est une petite ville fort ancienne et fort connue, située, nous l'avons dit, à 4 kilomètres de l'établissement hydro-minéral d'Andabre. Si nous insistons sur ce point, c'est que l'ouvrage de M. Bourdon est très répandu.

§. II.

Notions physico-chimiques sur les eaux minérales d'Andabre.

L'étude physico-chimique des eaux d'Andabre, bien que de beaucoup postérieure à celle de leurs

(1) En 1852, on en a même découvert une troisième, au-dessous et à gauche de la chaussée, à 100 mètres environ au-dessus du pont d'Andabre. Elle exige quelques travaux de captage et d'aménagement qui vont être entrepris.

(2) Bourdon, Guide aux eaux minérales, 1834, pag. 214 et 215.

effets médicamenteux (1) , remonte fort loin.
Exposons rapidement les principaux travaux aux-
quels elle a donné lieu.

En 1670 et 1671 , l'Académie royale des sciences
s'occupa de l'analyse des eaux minérales les plus
considérables du royaume. Andabre tient parmi
elles une place importante. Malgré l'enfance de la
chimie à cette époque, l'illustre compagnie a
reconnu , ce que l'on constate encore aujourd'hui,
qu'Andabre est supérieur à Prugnes par la quantité
des sels et un peu inférieur pour la proportion du
gaz. Cette constatation mérite d'être signalée. Elle
prouve que deux siècles n'ont pas apporté de
différences notables dans la constitution de ces eaux.
L'analyse de l'Académie est néanmoins imparfaite
sous beaucoup de rapports; c'est ainsi qu'elle ne
mentionne nullement les principes ferrugineux (2).

Vers la fin du xviiie siècle , le docteur Malrieu de
Vabre , intendant des eaux de Camarès et de Silvanès,

(1) En 1662 , un religieux de l'Abbaye de Silvanès ,
publia un volume intitulé : *Poëme à la louange des eaux
minérales du Pont-de-Camarès.*

(2) Mémoires de l'Académie royale des sciences,
t. iv. Observations sur les eaux minérales de plusieurs
provinces de France , faites en l'Académie royale des
sciences, en l'année 1670 et 1671 , par Du Clos, de
ladite Académie , conseiller et médecin ordinaire du roi ,
p. 43 à 120. — Nous avons été surpris de ne pas voir
Silvanès cité dans ce recueil.

médecin d'une grande sagacité, en fit une nouvelle analyse. Le 18 février 1775 , l'Académie
royale des sciences en vota l'impression dans le
recueil des savants étrangers (1). D'après Caucanas,
Malrieu aurait été aidé dans son analyse, par deux
chimistes de Montpellier, du premier ordre, Chaptal
et Venel (2).

L'analyse que donne Caucanas est plus précise.
Elle a été faite par Virenque, professeur de chimie
à la faculté de médecine de Montpellier (3). Elle
est au niveau de la science d'alors. « *Acidules*,
salines et ferrugineuses , elles sont, dit-il, d'une
ressource infinie (4). » Dans cette proposition aussi
concise que vraie, Virenque désigne cette trinité de
principes sur lesquels reposent les propriétés réelles
et incontestables des eaux d'Andabre.

En 1826, M. le docteur Coulet, médecin ins-
pecteur des eaux, a donné, de concert avec M. le
professeur Bérard de Montpellier , une analyse
encore plus complète et plus rationnelle (5). Il en

(1) Lettre de Malrieu à Vicq-d'Azyr, secrétaire perpétuel
de la société royale de Médecine de Paris.

(2) Paul Caucanas , Traité analytique et pratique sur les
eaux minérales chaudes de Silvanès , et sur les eaux minérales froides de Camarès , an x , page 13.

(3) Caucanas, Ouv. cité, pag. 14 du discours prélim.

(4) Caucanas, Ouv. cité , pag. 26.

(5) Coulet, Mémoire sur les eaux minérales gazeuses ,
ferrugineuses d'Andabre, 1826, pag. 29 et 30.

résulte que l'eau d'Andabre contient un peu moins
d'un volume de gaz acide carbonique libre, égal au
sien, et que les autres substances sur 1,000 gram.
s'y trouvent dans les proportions suivantes :

	lit.
Acide carbonique............	0,961

	gr.
Carbonate de chaux........	0,2051
— de magnésie.....	0,1526
— de fer..........	0,0565
— de soude........	1,8735
Sulfate de soude............	0,6954
Chlorure de sodium.........	0,0820
	3,0651

A l'époque où cette analyse fut pratiquée, le
bassin et le mode de puisement de l'eau laissaient
beaucoup à désirer. Elle était contenue dans un
puisard assez profond, d'où on était obligé de la
retirer à l'aide d'un sceau, opération qui donnait
lieu au dégagement d'une grande partie de gaz libre
et à la précipitation d'une certaine quantité de
principes actifs.

Depuis 1846, cet inconvénient n'existe plus.
L'eau minérale de la source de la *buvette* est
recueillie dans un réservoir d'une capacité suffisante,
complètement à l'abri des influences extérieures, et
sort par trois robinets, sans avoir subi la moindre
altération. C'est dans cet état qu'elle est offerte aux
buveurs et mise en bouteille.

Vu les avantages de cette réparation et les perfec-
tionnements successifs qu'ont subis, pendant ces
vingt dernières années, les analyses des eaux
minérales, il nous a été facile de faire comprendre
à MM. les propriétaires d'Andabre (1) l'utilité qu'il
y aurait à en posséder une nouvelle. Sur notre
invitation, ils ont bien voulu charger de ce soin
M. Limousin-Lamothe, pharmacien distingué de
St-Affrique.

Voici le résumé des principaux détails de son
analyse faite sur les lieux, en décembre 1852 :

EXAMEN PHYSIQUE.

La source de la fontaine d'Andabre est assez abondante
pour fournir 40 litres par heure.

La température de l'eau sortant da la source a été de
10°, 5 ; celle de l'air extérieur étant de 6°, 5.

L'eau marque un degré au pèse-sels.

Versée dans un verre, elle donne lieu à un dégagement
considérable de bulles gazeuses.

Le goût en est acidule et légèrement styptique.

Elle est inodore et jouit d'une limpidité qu'elle conserve, après un long séjour dans les bouteilles.

ANALYSE CHIMIQUE QUALITATIVE.

L'acide sulfurique en dégage de nombreuses bulles de
gaz.

(1) MM. le comte de Lautrec et vicomte de Gualy.

L'eau de chaux y fait naître un précipité très abondant.

L'acétate de plomb y produit un précipité blanc plus abondant encore.

Le nitrate d'argent fournit un léger précipité blanc.

L'ammoniaque produit le même effet.

Le chlorhydrate de baryte y détermine un précipité plus prononcé.

Le phosphate de soude ammoniacal forme un léger précipité.

Le cyano-ferrure de potassium ne donne aucun résultat.

Le chlorure de platine se comporte de même.

Le tannin y développe une couleur légèrement bleuâtre.

La teinture gallique en fonce d'abord la couleur sans occasionner de précipité, qui ne se produit que quelques heures après.

Si avant d'agir avec ces deux derniers réactifs indica_teurs du fer, on convertit celui-ci en sulfate, par l'addition de quelques gouttes d'acide sulfurique qui ont aussi pour résultat de chasser le gaz, qu'on ajoute le tannin ou la teinture gallique, et que l'on sature l'acide par l'ammoniaque, on obtient alors un précipité très prononcé et évidemment ferrugineux.

On voit par cette seule indication que l'eau d'Andabre contient du gaz acide carbonique, des carbonates, des sulfates, des chlorures, de la chaux, de la magnésie et du fer.

ANALYSE QUANTITATIVE.

Il serait trop long et peut être aussi fastidieux d'entrer ici dans les minutieux détails de cette opération. Nous nous bornerons à dire que M. Lamothe a dosé le gaz d'après un procédé qu'il a décrit ailleurs (1), et qu'il a obtenu les résultats suivants, après avoir agi sur dix litres d'eau minérale.

Un litre ou 1,000 grammes de cette eau contient :

Gaz acide carbonique libre 1 lit. 138852 (un volume un huitième)

Bi-carbonate de chaux...........	0,2850
— de magnésie........	0,2345
— de protoxide de fer..	0,0652
Silice, alumine,...............	0,0005
Bi-carbonate de soude..........	1,8288
Chlorure de sodium............	0,0790
— de magnésium.........	0,0150
— de calcium...........	0,0150
Sulfate de soude..............	0,6998
Matière organique et perte......	0,0200
Eau pure....................	996,7572
	1000,0000

En sels.......... 3 grammes, 2428

La quantité de sels trouvée par M. Lamothe est supérieure de 18 centigrammes environ à celle qu'indiquent MM. Bérard et Coulet; il y a, en outre, plus d'un huitième de gaz en sus.

On voit donc, d'après ce qui précède, que l'eau d'Andabre occupe un rang élevé parmi celles qui sont dites *acidules, gazeuses, salines et ferrugineuses*.

Le dépôt qui se produit à la source a été reconnu formé des terres insolubles contenues dans l'eau,

(1) Journal de chimie médicale, N° de sept. 1849.

réduites à l'état de carbonates simples de chaux , de magnésie et de fer , mêlés à une certaine quantité de matière organique. Il n'y a pas eu de traces d'arsenic.

Non loin de cette source , en existe une autre derrière l'établissement , qui a aussi une importance réelle et est surtout utilisée pour les bains. Plus abondante que la première , elle a donné les mêmes résultats à l'analyse qualitative ; mais les principes minéralisateurs y sont en moindre proportion.

§ III.

Parallèle entre la composition chimique des eaux d'Andabre et celle des sources voisines et de quelques autres de la même classe, de Vichy en particulier.

SILVANÈS. — La composition des eaux thermales de Silvanès a varié avec les expérimentateurs. Virenque les représente comme très riches en hydrogène sulfuré et supérieures sous ce rapport aux eaux de Cauterets (1). D'après MM. Bérard et Coulet, elles ne contiendraient au contraire que 0,05 par litre de ce gaz. Enfin , M. Cauvy , professeur à l'École de pharmacie de Montpellier , qui a analysé ces eaux , à Silvanès même , en 1848 , après avoir fait nettoyer le bassin , avec le plus grand soin ,

(1) Caucanas, Ouv. cité, p. 29.

n'y a trouvé aucune trace de principes sulfureux (1).
Son travail encore inédit, dont il a bien voulu nous
communiquer le manuscrit ; est surtout remarquable
par la proportion assez élevée d'arsenite de fer et de
magnésie que l'analyse a permis de constater, et qui
est de 16 milligrammes par litre·, dans la source *des
petites eaux*, dont la température est de 34°, 5 (2).
Les divers autres sels qu'elle contient, carbonate
de chaux, de magnésie, de fer, chlorure de sodium,
sulfate de soude, etc., sont en petite quantité, et
donnent un produit de 75 centigrammes par litre.
Il y a, en outre, une assez forte proportion d'acide
carbonique. Les principes des trois autres sources
principales sont à peu près les mêmes ; leur chaleur
est un peu moindre.·

(1) L'hydrogène sulfuré ne se trouve qu'accidentelle-
ment dans les eaux de Silvanès, par le fait de la réduction
des sulfates en sulfures, en présence des matières organiques déposées dans le fond du bassin.

(2) MM. Chevallier et Gobley ont lu à l'Académie nationale de Médecine de Paris (séance du 28 mars et du 4 avril
1848) un remarquable mémoire sur la présence de très
petites doses d'arsenic dans une foule d'eaux minérales.—
A Silvanès, l'acide arsénieux est associé à l'oxide de fer et
à la magnésie qui diminuent, on le sait, l'énergique action
de cet acide. Ajoutons que ces eaux employées de temps
immémorial, n'ont jamais produit le plus léger accident
toxique qu'on puisse lui imputer.

Prugnes et le Cayla. — L'eau de Prugnes analysée par M. Lamothe donne, par litre, 1 gr. 560, savoir : acide carbonique, 1 vol. 1/2 ; sous-carbonate de soude, 0 gr. 340 ; chlorhydrate de soude, 0 gr. 085 ; chlorhydrate de chaux, 0 gr. 085 ; sulfate de soude, 0 gr. 130 ; carbonate de chaux, 0 gr. 545 ; carbonate de magnésie, 0 gr. 265 ; carbonate de fer, 0 gr. 075 ; matière azotée, silice, sulfate de chaux, perte, 0 gr. 035 (1).

L'eau des trois sources du Cayla, dit M. O. Henri, se rapporte à la classe des eaux *acidules, ferrugineuses, carbonatées et crénatées* (2). Elles contiennent les mêmes éléments, à des proportions un peu différentes. La plus riche, appelée *Madelaine*, renferme sur 1000 grammes, 0 gr. 851 de principes minéralisateurs fixes. Les deux autres en contiennent 0,754 et 0,614. La première est la plus chargée de fer ; elle renferme 0 gr. 106 de carbonate de protoxide de fer et 0 litre 912 d'acide carbonique libre.

Il résulte de la comparaison de ces analyses que l'eau d'Andabre est de beaucoup supérieure à toutes

(1) Mém. de la société des lettres, sciences et arts de l'Aveyron, t. IV, 1842-43.

(2) Bulletin de l'Acad. nat. de Méd., 1848, pag. 611 et 612.

celles du canton de Camarès, par la prédominance
des principes salins et en particulier du bi-carbonate
de soude. Elle contient en effet plus de 3 gram. de
sels par litre , tandis que celle de Prugnes ne donne
que 1 gr. 56 , et que celles de Silvanès et du Cayla
ne donnent pas même 1 gr.

En gaz , elle est également fort riche , puisqu'elle
en contient un *volume* un *huitième* , un peu moins
cependant que celle de Prugnes qui en contient un
un volume et demi (1) , plus que celle du Cayla ,
dont la plus chargée n'en contient pas *un volume*.
Celle-ci (Madelaine) l'emporte par une proportion
plus élevée du principe ferrugineux.

Il ne faut pas attacher du reste une grande importance à une légère différence de gaz dans l'eau
d'Andabre et de Prugnes. Il s'en perd toujours une
certaine quantité avant l'ingestion du liquide ; et
cette quantité est d'autant plus grande que la satura-
tion de l'eau est plus complète.

On a souvent répété que la composition des eaux
minérales de Camarès était identique à celle des
eaux de Vichy; l'opinion opposée a eu aussi ses

(1) MM. Patissier et Boutron-Charlard disent au contraire
(pag. 302) que l'eau d'Andabre est plus gazeuse que celle
de Prugnes, prenant pour termes de comparaison l'analyse
de l'eau d'Andabre faite par MM. Bérard et Coulet , et celle
de Prugnes faite par M. Laurens, pharmacien de Marseille,
et publiée en 1828 dans la *Bibliothèque médicale*.

partisans. De part et d'autre, il y a de l'exagération. Il nous sera facile de le prouver et de montrer, en nous appuyant sur les faits, leurs analogies et leurs différences réelles.

Les sept sources de Vichy analysées par Longchamp (Grande-Grille, Hôpital, Grand-Bassin, Célestins, Chomel, des Acacias, Lucas) renferment, par litre, environ un demi-litre d'acide carbonique et 5 gr. de bi-carbonate de soude, sur 6 à 7 grammes de substances minéralisantes (1). Les sources *Grande-Grille* et *Hôpital* sont les plus chaudes. Quelques-unes sont très légèrement sulfureuses.

En voilà bien assez pour démontrer qu'il existe une ressemblance réelle mais non absolue entre les eaux de Vichy et de Camarès. Parmi celles-ci, l'eau d'Andabre est sans contredit celle qui s'en rapproche le plus. Elle est plus chargée de gaz, de fer et moins riche en sels, ou plutôt en bi-carbonate de soude, bien qu'elle en contienne une quantité assez considérable.

L'eau d'Andabre offre beaucoup d'analogie avec l'eau naturelle de Seltz. Cette remarque a été faite

(1) Ces substances sont : le carbonate de chaux et de magnésie, le chlorure de sodium, le sulfate de soude et l'oxide de fer. Il existe auprès de Vichy deux autres sources (Hauterive et Lardy). — Voir les ouvrages de MM. Petit et Durand-Fardel.

principalement par MM. Mérat et de Lens (1),
MM. Patissier et Boutron - Charlard (2), M. Lamothe, etc.

Mais, dira-t-on, le principe ferrugineux n'existe
qu'à faible dose dans les eaux d'Andabre! Nous en
convenons; il en est de même dans l'eau de Spa,
par exemple, qui jouit à bon droit de tant de réputation comme acidule et ferrugineuse. Celle-ci ne
donne, en effet, que 0,06 d'oxyde de fer par litre,
dans la source la plus chargée. Il en est de même
de la plupart des autres eaux minérales ferrugineuses
carbonatées (3). Aussi dirons-nous avec M. Durand
Fardel : « Il y a bien loin des quantités de fer que

(1) Mérat et de Lens, Diction. univ. de mat. méd. et de
thérap. génér., Article *Camarès*.

(2) Patissier et Boutron-Charlard, Ouv. cit., p. 294.

(3) Les eaux de Cransac (Aveyron) offrent une quantité
exceptionnelle de sulfate de sesqui-oxide de fer et de
manganèse. MM. O. Henry et Poumarède ont été frappés
de cette particularité. Ces sels s'y trouvent même à des
doses tellement élevées que leur emploi irrationnel et en
trop grande quantité peut avoir les plus fâcheux effets.
Aussi ces chimistes ont-ils distingué les eaux de Cransac
en *médicamenteuses et toxiques*. Parmi ces {dernières, la
source dite *forte Bezelgues* contient sur 1000 gram., 9 gr.
de sulfate de sesqui-oxide de fer et 2 décigrammes de
sulfate de manganèse. A la simple dose de 400 à 500 gr.,
elle a déterminé parfois des symptômes toxiques. On cite
même quelques personnes qui ont succombé à la suite de

nous prescrivons dans la thérapeutique ordinaire, à celles qui paraissent pénétrer dans l'économie, sous forme d'eaux minérales. C'est sans doute à l'état de dissolution et d'extrême division du fer pris sous cette forme, qu'il faut attribuer une telle efficacité, et

son ingestion ; aussi est-elle aujourd'hui sévèrement interdite sous forme de boisson.

Parmi les eaux *médicamenteuses*, les deux sources Richard sont les plus usitées. La source haute-Richard contient sur 1000 gram. : sulfate de manganèse 1 gr. 55, sulfate de fer 1 gr. 25 *.

Il est à regretter que M. Constantin James ait méconnu une distinction aussi importante et qu'il place la source Bezelgues parmi celles de Cransac qui sont *le moins minéralisées* **. Son livre est fort incomplet pour ce qui concerne les eaux de l'Aveyron et contient d'autres erreurs.— M. le docteur Ducoux a publié, en 1847, une intéressante notice sur les eaux de Cransac.

M. Blondeau, habile chimiste de Rodez, qui a beaucoup étudié les sources minérales du Nord de l'Aveyron, a constaté le premier des doses appréciables d'arsenic dans les eaux de Cransac ***. MM. Chevalier et Gobley sont arrivés après lui au même résultat ****.

* Académie royale de Médecine, séance du 2 juin 1840.

** Constantin James, Guide pratique aux principales eaux minérales, 1851, pag. 228.

*** M. Blondeau a adressé à l'Académie des sciences, en 1852, un important mémoire sur les eaux incrustantes de Salles-la-Source et sur les eaux sulfureuses du Pont.

**** Acad. de Médec. de Paris (séance du 4 avril 1848).

surtout à son union avec d'autres principes minéralisateurs. »

Du reste, l'analyse chimique, quelque importante
qu'elle soit, ne saurait être l'indice absolu de
l'action physiologique et surtout thérapeutique d'un
agent aussi complexe qu'une eau minérale. Elle
dissocie les éléments minéralisateurs ; mais après
avoir effectué leur isolement, elle est le plus souvent
impuissante à indiquer le mode de combinaison
préexistant.

L'analyse clinique ou *médicinale*, comme disait
Bordeu, lui est supérieure. Mieux vaut encore,
ce nous semble, les mettre en présence, les
comparer, les interroger toutes deux, et profiter
de ce que chacune peut nous apprendre. A ce point
de vue, elles se complètent et se corroborent réci-
proquement.

Chapitre Deuxième.

MODE D'ADMINISTRATION ET ACTION PHYSIOLOGIQUE DES EAUX D'ANDABRE.

Les eaux d'Andabre sont employées, sur les lieux, en boisson, en bains et en douches. Le temps le plus convenable pour leur usage commence d'ordinaire dans les premiers jours de juin et finit vers la fin de septembre. Loin de la source, on les prend en boisson, à une époque quelconque de l'année.

Les effets physiologiques varient nécessairement suivant les divers modes d'administration, suivant la quantité d'eau employée et une foule de conditions inhérentes au sujet, telles que l'âge, le sexe, le

tempérament, l'idiosyncrasie, etc. Il est néanmoins possible d'établir à ce sujet quelques règles
générales.

L'eau de la *fontaine d'Andabre*, administrée en
boisson exerce sur l'économie une action qui varie
depuis la tonicité jusqu'à la stimulation la plus mar-
quée. Cette action se manifeste non-seulement sur le
système digestif, mais encore sur tout l'organisme.
On dirait que la vitalité des tissus est réveillée et
que la plupart des fonctions, surtout celles des
organes abdominaux, s'exercent avec un surcroît
d'énergie. L'appétit est accru, les digestions sont
plus faciles, la sécrétion des follicules muqueux du
tube intestinal ainsi que celle des reins et du foie
est sensiblement augmentée, l'émission des urines
est surtout abondante. Nous avons constaté qu'elles
deviennent alcalines. On observe enfin, quoique
plus rarement, une action laxative et diaphorétique.
Les battements du cœur sont plus intenses, le pouls
acquiert plus de plénitude, la menstruation et le
flux hémorrhoïdaire sont provoqués ou augmentés,
la plupart des muqueuses deviennent plus rouges ;
s'il existe quelque plaie, elle tend à devenir sai-
gnante, etc. Dans la majorité des cas, 4 à 6 verres
suffisent pour produire de pareils effets.

L'eau est-elle employée à des doses supérieures,
son action est encore plus prononcée, du moins dans
la plupart de ses manifestations. Il existe cependant,

sous ce rapport, une assez grande variabilité, tant
il est vrai que l'on retrouve partout le grand fait de
la contingence des phénomènes vitaux ! C'est ainsi
qu'à la dose de 6 à 10 verres, quelques buveurs
n'éprouvent qu'une diurèse plus ou moins forte ;
tout le reste se passe dans l'intimité des organes.
D'autres ressentent un peu de gêne et de pesanteur
à l'épigastre, de légères tranchées et même un dévoiement qui peut être porté assez loin. Il se manifeste en outre, dans quelques cas, un commencement
d'excitation fébrile et de céphalalgie le plus souvent
gravative. Celle-ci est due fréquemment au gaz
acide carbonique qui impressionne si vivement
quelques personnes ; il peut même occasionner une
sorte d'ivresse passagère. Ceux qui sont prédisposés
à cet accident, le préviendront, en conservant pendant quelques minutes l'eau dans le verre, afin de
laisser évaporer une bonne partie de gaz.

Les enfants, les femmes irritables et les sujets
nerveux sont en général les plus impressionna-
bles à l'action de l'eau d'Andabre. Il y a pourtant
quelques exceptions ; aussi ne peut-on pas toujours
apprécier *à priori* quels seront chez eux les effets
de l'ingestion du liquide. Il nous serait facile d'en
donner des exemples ; mais il n'est aucun praticien
qui ignore de pareilles anomalies.

L'habitude influe puissamment sur les résultats
sensibles et immédiats de cette médication. Elle en

atténue quelquefois l'activité, d'une manière éton-
nante. « Une dame, dit M. Coulet, douée d'une
constitution forte et vraiment athlétique, que j'ai
vue à Andabre, prenait tous les matins, sous les
yeux de son médecin, jusqu'à 40 verres d'eau
minérale, et se trouvait bien, tandis que bien des
hommes qui l'observaient, pouvaient à peine en
supporter 15 ou 20. Un paysan doué d'une constitution un peu au-dessous de la moyenne, *habitué*
aux eaux d'Andabre, s'y rend annuellement pour en
prendre chaque matin, pendant huit ou dix jonrs,
80 ou 100 verres, divisés en huit ou dix prises,
sans en éprouver aucun mal, au grand étonnement
de cent autres qui plus forts que lui ne peuvent en
supporter plus de 15 ou 20 par jour, parce qu'ils
n'en ont pas l'usage (1). » Nous connaissons une
personne d'une cinquantaine d'années qui peut en
prendre impunément, et avec avantage, dit-elle,
une quarantaine de verres daus une matinée.

Est-il besoin d'ajouter qu'un usage aussi immodéré
de l'eau d'Andabre doit être formellement interdit !
Malgré son innocuité chez quelques individus,
malgré même les services qu'il a pu rendre dans
certains cas exceptionnels dont nous ne contestons
pas la réalité, des accidents sérieux surviendraient
inévitablement chez beaucoup de buveurs, si cet

(1) Coulet, Ouv. cité, pag. 8.

abus devenait plus général. Un trop grand nombre, sous l'influence d'un préjugé aussi faux que nuisible se persuadent que l'efficacité de l'eau minérale est en raison directe de la quantité ingérée. Nul doute que beaucoup d'insuccès thérapeutiques ne tiennent à cette cause chez des malades livrés à eux-mêmes !

Cela posé, voici les règles principales qui nous paraissent devoir être indiquées à ceux qui ont recours pour la première fois aux eaux d'Andabre : débuter par une faible quantité, c'est-à-dire par 3, 4 ou 5 verres au plus, qu'on prendra à la source même, de 10 en 10 minutes, le matin et à jeûn, un verre chaque fois, suivi d'un peu d'exercice. Mieux vaut en commençant rester en deçà du but que de le dépasser. Le peu de modération avec laquelle certains malades ingèrent l'eau d'Andabre avant que leurs organes digestifs soient habitués à son action, nécessite souvent la suspension de ce puissant moyen et peut amener divers symptômes qui en contre-indiquent plus tard l'emploi d'une manière définitive.

C'est encore une erreur de croire qu'il convient de boire beaucoup à la fois, surtout au début. Trop de liquide distend violemment l'estomac et peut amener une réaction fâcheuse, suivie assez souvent d'un dégoût insurmontable pour le moyen curateur; aussi pensons-nous qu'il ne convient pas de boire plus d'un verre à chaque reprise.

Après 3, 4 ou 5 jours, suivant le degré de tolérance, on commencera à augmenter graduellement la dose qui sera peu à peu élevée jusqu'à 9 ou 10 verres. Au repas du matin, on pourra encore boire 2 ou 3 verres coupés avec un peu de vin.

Le médecin ne doit jamais perdre de vue que le grand art consiste à proportionner l'activité du remède aux vues qui en sollicitent l'usage et à savoir s'élever par degrés, d'une action légère à une action progressivement plus forte, toujours en rapport avec les besoins de l'économie!

L'emploi de ces précautions rend plus facile et plus complète la tolérance et permet d'user de l'eau d'Andabre avec une entière sécurité et un plus grand avantage.

Les personnes qui sont habituées à son action et qui la supportent fort bien, peuvent en augmenter plus vite la quantité. Nous croyons cependant qu'elles ne doivent jamais boire au-delà de 15 à 16 verres par jour.

Les enfants de 12 à 16 ans ne prendront que des demi-doses d'eau minérale; il en est de même des sujets nerveux, irritables et de tous ceux qui offrent une impressionnabilité exagérée des voies digestives. C'est surtout alors qu'il est indispensable de ne point brusquer les doses, mais bien de tâtonner avec une extrême prudence.

Il faut, dans des cas de cette nature, modérer

plus ou moins l'action tonique et excitante de
l'eau d'Andabre. Elle doit être mitigée selon les cas
et dans des proportions variables avec l'eau de la
source des bains, l'eau ordinaire, des décoctions,
des infusions émollientes, du petit-lait, divers
sirops, etc.

On cessera même au besoin son emploi pendant
quelques jours, pour lui substituer une médication
tempérante, qui alternée avec la première, permet
souvent d'obtenir les résultats les plus satisfaisants.

Si l'ingestion de l'eau minérale froide occasionne
quelques frissons avec sensation de refroidissement et
léger spasme épigastrique, il convient de la mélanger
avec un peu d'eau tiède sucrée, ou mieux encore
avec une infusion de thé ou d'oranger (1).

La *source des bains* peut aussi être utilisée pour
la boisson chez les sujets irritables dont les voies
digestives ont besoin d'être excessivement ména-
gées. Il serait même avantageux de débuter par
elle, plus souvent qu'on ne fait. L'estomac s'habitue
avec la plus grande facilité à son usage; et après

(1) On a préparé des pastilles d'Andabre sur le modèle
de celles de Vichy. Vingt de ces pastilles, du poids de
1 gram. chacune, représentent la quantité des sels naturels
renfermés dans un litre d'eau minérale. Elles peuvent être
prises à toutes les heures de la journée, surtout peu de
temps après les repas, à la dose de 6 à 10 et plus, suivant
les effets obtenus.

quelques jours, il tolère beaucoup mieux l'action plus tonique et plus excitante de la *source de la buvette* (1).

La *source nouvelle* dont le captage n'est pas encore bien effectué, n'a pas été soumise à l'analyse chimique et n'a été l'objet d'aucune application thérapeutique. Elle nous a paru être éminemment ferrugineuse et saline : nous aurons occasion de revenir sur ses propriétés dans un autre travail.

Prescrite en bains, l'eau d'Andabre exerce sur la peau et sur tout le système une action fortifiante. M. le docteur Coulet est un de ceux qui ont le plus insisté sur les bons effets de ce mode d'administration qu'il a eu le mérite d'innover à Andabre. Il ordonnait généralement des bains de 32°. Pris un peu plus frais, ils ont une efficacité encore plus grande, si la sensibilité du malade s'accommode d'une température plus basse. Leur durée ordinaire doit être de demi-heure à trois quarts d'heure. L'eau de la *source des bains* est presque toujours mélangée à celle de la *buvette* qui augmente son activité (2).

(1) La *source des bains* est située dans un grand bassin clos, ayant 2 mètres de profondeur. Lorsque l'eau arrive à cette hauteur, elle déverse au moyen d'ouvertures convenables dans le ruisseau qui est à côté.

(2) Il existe à Andabre six baignoires dans six cabinets distincts. Ce nombre est insuffisant ; il va être augmenté. Il y a aussi un appareil à bains de vapeur.

La combinaison des bains et de la boisson est avantageuse dans beaucoup de cas; elle est parfois indispensable, comme nous le prouverons plus loin.

Des injections ou douches ascendantes dans le vagin et le rectum sont fréquemment de mise, ainsi que les douches à percussion, qui exercent une action si puissamment résolutive. On retire enfin quelques bons résultats de la boue de l'eau minérale employée en frictions, pour résoudre divers engorgements chroniques.

L'eau de la *buvette* est journellement exportée vers une foule de points, dans des bouteilles d'un litre, à verre double, hermétiquement bouchées et capsulées. Toutes les nuits, on en expédie une grande quantité à Silvanès, dans des vases de terre bien fermés. Employée loin de la source, elle perd à la longue une partie de son activité : mais elle peut être encore efficace. Dans les bouteilles, elle ne s'altère pas sensiblement; cependant, quand il s'est évaporé une certaine quantité de gaz acide carbonique, une portion de sel martial se précipite à l'état de carbonate simple. Ce précipité est d'autant moins abondant, que la mise en bouteille a été plus parfaite.

Pendant combien de temps doit-on faire usage des eaux sur les lieux? La moyenne de cette durée est de trois à quatre semaines, un mois au plus. Le malade doit se reposer après cette époque, afin de permettre aux forces médicatrices dont il a sollicité l'intervention, de réaliser leurs effets. Un emploi trop long-temps prolongé des eaux d'Andabre pourrait amener une irritation plus ou moins intense des organes digestifs.

Une saison n'est pas toujours suffisante. Quelques personnes ne guérissent, ou n'éprouvent d'amélioration soutenue, qu'après être revenues, à deux ou plusieurs reprises, à l'usage des eaux et en continuant chez elles leur emploi sous forme de boisson.

N'oublions pas enfin de signaler que les bons effets de la médication hydro-minérale ne tiennent pas seulement à la composition, à la nature de l'eau et à son mode d'administration. Elle est secondée par l'heureuse action du site, par les influences météorologiques, morales, alimentaires et autres qu'il présente. Les résultats sont en général d'autant plus satisfaisants, que les règles d'une bonne hygiène sont mieux observées.

Chapitre Troisième.

---

§. I.

Considérations générales sur les indications et les contre-indications de l'emploi des eaux d'Andabre.

Les eaux d'Andabre sont susceptibles de nombreuses applications thérapeutiques. Employées avec discernement, elles rendent les plus grands services; entre des mains inhabiles, elles peuvent au contraire tourner au préjudice du malade. Il importe donc de bien établir quelles sont les indications et les contre-indications de leur emploi. C'est là ce qui constitue la partie essentielle de tout travail ayant trait à la thérapeutique.

La détermination de l'opportunité des eaux d'Andabre, de même que celle d'un agent curateur quelconque, provient de sources multiples. Elle doit être basée sur la connaissance de la nature de la maladie, de son mode de développement, de ses périodes, de son degré, de sa forme, de son siége, des effets du traitement antérieur, etc., et sur les considérations propres à l'individu, parmi lesquelles le tempérament, l'âge et la susceptibilité particulière occupent le premier rang. Toutes ces données sont fournies par l'observation clinique. L'examen physique du remède, son analyse chimique, son action physiologique, doivent aussi être pris en sérieuse considération.

Notons en premier lieu que les maladies chroniques sont à peu près les seules qui réclament l'emploi des eaux minérales d'Andabre.

Nous signalerons celles qui sont les mieux appropriées à leur usage, en distinguant les diverses conditions qui font que ces eaux sont le plus efficaces, de celles qui présentent moins de chances de succès.

Les maladies chroniques ne sont pas seulement caractérisées par une durée plus ou moins longue ; elles le sont encore par la lenteur avec laquelle s'accomplissent leurs phénomènes successifs, par l'expression peu accentuée de leurs symptômes comparés à ceux de l'état aigu, et par le peu de tendance qu'elles manifestent vers une solution

spontanément avantageuse. Toutes choses égales
d'ailleurs, elles sont d'autant plus accessibles à l'influence salutaire des eaux, que leur chronicité est
moins invétérée.

Plusieurs de ces maladies, malgré les différences
de siége, de symptômes et même de nature, offrent
un élément fondamental qui leur est commun; nous
voulons parler de cet état morbide appelé tour-à-
tour laxité des tissus, relâchement des solides,
défaut de vitalité, inertie des organes, atonie,
asthénie, adynamie. Les eaux d'Andabre sont alors
généralement efficaces.

L'atonie existe-t-elle seule et à un haut degré,
sans être pourtant arrivée au point que toute réaction vitale soit rendue impossible, les effets du traitement hydro-minéral seront alors éminemment
favorables. Ajoutons que c'est surtout quand l'atonie
a son siége dans le système digestif, ainsi que dans
ses annexes et dans les organes génito-urinaires, en
un mot, dans la grande cavité pelvi-abdominale,
que l'action bienfaisante des eaux d'Andabre est très
manifeste. Cette observation se trouve confirmée
par tous les médecins qui ont écrit sur Andabre et
par les praticiens du pays.

Existe-t-il au contraire un état d'irritabilité nerveux ou inflammatoire qui complique l'atonie,
l'opportunité des eaux est moins réelle. Elles doi-

vent même être interdites, sauf dans les cas où l'atonie prédomine d'une manière très notable. C'est principalement dans ces affections composées que la médication hydro-minérale doit être surveillée avec soin et employée avec modération. Nous dirons plus loin quels sont les secours que la thérapeutique peut retirer dans des cas de cette nature, de l'association des eaux d'Andabre et de Silvanès.

La faiblesse des organes digestifs peut se rattacher à diverses lésions organiques dont il est nécessaire de bien poser le diagnostic. Telle est celle qni constitue le cancer stomacal. Nul doute que c'est pour avoir confondu cette grave maladie avec une simple gastralgie chronique ou une simple dyspepsie ou bien encore avec un ramollissement idiopathique de la muqueuse, qu'on a eu à déplorer quelques insuccès. Aussi est-il indispensable d'interroger attentivement tous les organes abdominaux, à l'aide de la palpation, la percussion, etc. ; d'inspecter et d'analyser les liquides excrétés, d'examiner toutes les fonctions et de remonter aux antécédents les plus reculés, pour éviter une erreur de diagnostic préjudiciable, et assez facile dans quelques cas exceptionnels, surtout pour un observateur superficiel.

Que faut-il entendre par dyspepsie essentielle, maladie contre laquelle les eaux d'Andabre conviennent éminemment? Les divers points de vue sous lesquels elle a été envisagée et le défaut d'entente à cet égard parmi les principaux pathologistes actuels, nous obligent à entrer dans quelques développements à ce sujet.

Pour nous, la dyspepsie vraie représente l'inertie ou plutôt l'atonie des organes digestifs, associée à un vice de sécrétion des follicules gastro-intestinaux et des glandes connexes. Sans doute, le spasme fait bien aussi partie intégrante de ses éléments constitutifs, mais il ne joue qu'un rôle secondaire et puremeut accessoire. La dyspepsie ainsi considérée, existe comme maladie à part et indépendante de la gastrite chronique, de la gastralgie et même des autres névroses gastro-abdominales. C'est surtout parce qu'on a exagéré la fréquence et l'importance de la gastrite que la dyspepsie a été rayée du cadre nosologique et simplement réputée un symptôme de l'irritation ou de l'inflammation de l'estomac......

Les caractères qui sont propres à la dyspepsie essentielle sont très distincts. M. Durand-Fardel lui a consacré un long et intéressant chapitre, dans son livre sur Vichy, et il l'a différenciée avec soin des névroses (1). On retrouve aussi la description de cette maladie, quoique sous des noms différents, dans une foule d'observations publiées sur l'action des eaux d'Andabre, notamment dans le traité de

(1) Durand-Fardel, Ouv. cité, pag. 53 à 107.

Caucanas, dont il nous súffira de citer le passage suivant : « Les eaux de Camarès sont indiquées quand l'estomac est faible, quand ses fonctions s'exécutent d'une manière lente, irrégulière et imparfaite. On les emploie avec succès dans les indigestions habituelles, l'inappétence, le dégoût, les gonflements et les douleurs d'estomac, les rapports, les aigreurs, les vomissements, les flatuosités, les borborygmes, les météorismes, etc.(1). » Ce langage quoique un peu vieilli n'en désigne pas moins les principaux traits de la dyspepsie essentielle, apyrétique et chronique. Ils dénotent tous l'affaiblissement des facultés digestives compliqué ou non d'une lésion sécrétoire. Qu'on joigne aux symptômes cidessus, la constipation habituelle, l'embarras et l'endolorissement de la région épigastrique presque toujours liés au travail digestif, l'affaiblissement général et la décoloration de la face, l'on aura un tableau abrégé des caractères symptomatiques de la dyspepsie.

Ces caractères ne sont pourtant pas toujours aussi prononcés, car la dyspepsie coexiste assez souvent avec d'autres maladies locales de l'estomac, la gastralgie, par exemple, qui offre, on le sait, des formes aussi bizarres que variées. Cette complication réclame la plus grande sagacité de la part du médecin traitant.

(1) Caucanas, Ouv. cité, pag. 34 et 35.

L'expérience démontre qu'un grand nombre d'affections, autres que celles du système digestif, sont spécialement susceptibles d'être améliorées ou guéries par les eaux d'Andabre. Les principales sont : l'anémie, la chlorose, l'aménorrhée, la dysménorrhée, la leucorrhée asthéniques et autres affections offrant un état de débilité générale ou locale co-existant avec des modifications corrélatives dans les liquides et dans les solides. C'est ainsi que le manque d'énergie vitale, primitive ou consécutive des organes génito-urinaires dans les deux sexes, éprouve sous leur influence une modification salutaire. On a aussi noté leur utilité dans les engorgements du foie et de la rate consécutifs, le plus souvent, aux fièvres intermittentes et à l'intoxication paludéenne, et dans la disposition aux érysipèles, si fréquemment liée à un embarras chronique saburral ou bilieux des voies digestives. On peut en dire autant pour l'hypochondrie, l'ictère, la diarrhée bilieuse, la dysenterie, etc., toujours, bien entendu, à l'état chronique et asthénique.

«Le défaut de circulation de la bile, dit M. Ducasse, déterminé soit par l'atonie des voies biliaires, soit par les obstructions dont ces voies sont le siége, est promptement détruit par les eaux d'Andabre, et l'ictère surtout résiste rarement à leur action résolutive et fondante (1). » Elles conviennent aussi

(1) Ducasse, Mém. cité.

dans les coliques hépatiques symptomatiques de la présence d'un ou plusieurs calculs dans les voies biliaires et du travail de leur élimination.

Mentionnons surtout la gravelle urique et les coliques néphrétiques, contre lesquelles les eaux d'Andabre sont un fort bon succédané des eaux de Vichy. « Elles facilitent, dit Caucanas, la sécrétion de l'urine ; elles emportent les graviers et elles préservent du retour des coliques néphrétiques.... C'est dans ces cas et dans des circonstances analogues que j'ai vu produire, aux eaux de Camarès, les effets salutaires les mieux prononcés (1). » De son côté, M. Coulet qui a été pendant 14 ans médecin-inspecteur de ces eaux, s'exprime ainsi : « Les graviers qui se forment dans les reins et dans la vessie sont entraînés par l'effet diurétique des eaux, peut-être même qu'agissant sur ces matières, en vertu des principes minéraux qu'elles contiennent, il se fait une opération chimique par laquelle leur volume est diminué, d'où résulte encore une plus grande facilité pour leur expulsion (2).» Cette action chimique est aujourd'hui démontrée pour nous (3).

(1) Caucanas, Ouv. cité, p. 35 et 160.
(2) Coulet, Ouv. cité, p. 56.
(3) Nous avons entrepris une série d'expériences sur la dissolution des calculs hépatiques et rénaux, sous l'influence des eaux d'Andabre. Nous nous proposons de les continuer et de les publier un peu plus tard.

Les eaux d'Andabre sont-elles indiquées contre la goutte? Quelle est la période de cette maladie dans laquelle elles conviennent le mieux?

Voici en peu de mots notre manière de voir :

Dans l'imminence d'un accès goutteux, encore moins pendant sa durée, les eaux d'Andabre ne nous paraissent pas devoir être employées, malgré quelques succès obtenus par une pratique contraire. Il est du moins prudent d'agir ainsi; car elles pourraient troubler le développement des symptômes articulaires qui constituent la manifestation ordinaire de cette affection; on risquerait de l'aggraver et de provoquer une rétrocession funeste du principe morbide.

C'est pour avoir trop violenté le traitement de la goutte, qu'on a vu survenir quelques graves accidents à Vichy (1), dont il n'existe pas d'exemples à Andabre.

A nos yeux, le principal avantage des eaux d'Andabre, de même que celui des eaux de Vichy, consiste à détruire les deux éléments qui accompagnent si communément cette maladie, savoir : l'état gastrique et la gravelle. A ce titre, elles sont éminemment utiles, quand elles sont employées avec précaution. C'est surtout à ce point de vue, que

(1) Durand-Fardel, Ouv. cité, p. 157 à 168.

plusieurs médecins, M. Coulet en particulier, en ont retiré de bons effets. C'est déjà beaucoup ; mais nous ne pensons pas que leur action directement anti-goutteuse puisse être encore démontrée. A Andabre, l'expérience ne s'est pas suffisamment prononcée sur ce point. M. Seguin, praticien judicieux d'Albi, a pourtant eu occasion d'observer que les eaux d'Andabre ont paru favoriser la solution des accès de goutte et des engorgements consécutifs qu'ils provoquent si souvent autour des articulations (1).

M. Seguin en a retiré aussi de bons résultats dans le traitement du diabète sucré : « Je regrette, nous écrit-il, de ne pas avoir eu occasion d'expérimenter plus souvent l'eau d'Andabre dans des cas analogues. J'ai lieu de croire d'après les résultats que j'ai obtenus, que la thérapeutique pourrait s'enrichir d'une médication précieuse, dans le traitement d'une maladie qui fait souvent notre désespoir. »

Caucanas exclut les eaux d'Andabre du traitement des hydropisies (2). Cette proscription nous paraît

(1) Seguin, Lettre du 17 mars 1853.
(2) Caucanas, Ouv. cité, p. 38 et 39.

être injuste. Dans une foule d'hydropisies passives, asthéniques, dans celles surtout qui dépendent de quelque engorgement chronique des viscères abdominaux, elles sont parfaitement bien applicables. Telle est aussi l'opinion de MM. Viguerie, Seguin et de la plupart des médecins qui ont étudié ces eaux.

Nous connaissons plusieurs succès obtenus sous leur influence, dans des cas de cette nature. Tout récemment encore nous les avons prescrites, au grand avantage d'une jeune malade. Elles agissent à la fois comme diurétiques, toniques et diaphorétiques, et contribuent non-seulement à dissiper la collection séreuse, mais encore à neutraliser la cause qui l'a produite et qui l'entretient.

La grossesse est-elle une contre-indication des eaux d'Andabre? Oui, d'après Caucanas (1). Cette assertion est combattue par M. Coulet qui dit : « Les femmes enceintes peuvent faire usage sans danger des eaux minérales d'Andabre, pourvu qu'elles n'en portent pas la dose jusqu'à produire chez elles un effet purgatif. Les personnes du sexe qui font usage des eaux minérales, doivent s'en abstenir aux époques de la menstruation; rien ne doit entraver cette fonction si importante (2). »

(1) Caucanas, Ouv. cité, p. 38 et 39.
(2) Coulet, Ouv. cité, p. 80 et 81.

Nous partageons l'opinion de M. Coulet, sans
conseiller néanmoins de prendre l'eau d'Andabre
à des doses aussi élevées que celles qu'il permet.
Il propose, en effet, que tout homme en prenne
deux verres chaque fois, et jusqu'à cinq litres
et plus, en mettant un quart-d'heure d'inter-
valle entre chaque dose (1). Abstraction faite des
accidents qu'elle peut occasionner, une quantité aussi
grande nous paraît tout au moins inutile. Il suffit
de songer à l'excitation que les eaux d'Andabre
produisent sur l'organe utérin et qui les rend si
puissamment emménagogues, pour n'être pas étonné
que nous conseillions de ne les employer qu'avec
réserve, pendant la grossesse, dans les cas où elles
sont particulièrement indiquées par la nature de
l'état morbide. Mais de là à une interdiction absolue, il y a loin.

Les eaux d'Andabre conviennent aussi dans le
traitement des affections scrofuleuses, administrées
en bains et en boisson. Cette association a été
surtout recommandée par M. Anglade de Rodez et
par M. Viguerie de Toulouse. « Je ne doute pas,
dit M. Anglade, que les eaux d'Andabre ainsi employées ne modifient, de la manière la plus heureuse, toutes les maladies qui sont sous la dépen-

(1) Coulet, Ouv. cité, p. 80.

dance de la diathèse scrofuleuse, telles que les
engorgements glandulaires, les ulcérations atoniques
qui en sont la conséquence, etc. En un mot, je
considère les bains d'eau d'Andabre comme un
excellent succédané des bains de mer (1). » On doit
cependant excepter la phthisie pulmonaire tuber-
culeuse, contre laquelle certaines eaux sulfureuses
paraissent mieux appropriées (2). Dans quelques
dermatoses liées au vice scrofuleux, elles peuvent
rendre encore les plus grands services. Vingt à
vingt-cinq bains par saison suffisent généralement.

Il est une autre classe d'affections que nous ne
pouvons passer sous-silence, ce sont les affections
syphilitiques. Contre la détérioration consécutive
aux ravages de ces maladies dans tout le système,
les eaux d'Andabre sont fort utiles. Elles sont un
bon complément du traitement mercuriel, rendent
même sa tolérance plus facile et peuvent de plus
neutraliser les fâcheux effets d'un emploi abusif de
l'agent spécifique par excellence. Elles augmentent
momentanément les écoulements urétraux anciens,
mais cette augmentation accidentelle, loin d'être de
fâcheux augure, est souvent l'indice d'une guérison
prochaine. « Les écoulements les plus invétérés et

(1) Lettre de M. le docteur Anglade.
(2) Eaux-Bonnes, eaux de Cauterets, de Labassère, etc.

les plus opiniâtres, dit Malrieu, cèdent le plus
souvent aux eaux minérales de Camarès (1). »
Nous ajoutons : sauf les cas où ils sont entretenus
par un rétrécissement de l'urètre.....

Nous aurions encore à parcourir un long cata-
logue de maladies, particulièrement curables, sous
l'influence des eaux qui nous occupent; mais leur
énumération serait trop longue. Les quelques notions
générales que nous avons développées comblent,
ce nous semble, cette lacune. Il nous suffira de
signaler leur efficacité dans les embarras vermineux
des enfants, dans le scorbut, dans le traitement des
accès fébriles rebelles au sulfate de quinine. Elles
peuvent, en effet, enrayer la périodicité, indépendamment de leur action puissante contre la cachexie
marécageuse. Cette action est même tellement énergique, aux yeux de M. Seguin, qu'il a cru devoir
appeler l'attention du Gouvernement sur la création
d'un hôpital militaire à Andabre, destiné au traitement des fièvres paludéennes de long cours et de la
cachexie qui en résulte. Nous sommes convaincu,
nous aussi, que l'exécution d'un pareil projet serait
de nature à produire les meilleurs résultats sani-
taires.

(1) Malrieu, Second mémoire sur les vertus des bains
de Silvanès, etc., 1784, p. 32.

Il existe enfin d'autres maladies contre lesquelles l'action révulsive et dérivative de l'eau d'Andabre est avantageusement appliquée. Telles sont les ophthalmies, les hémicrânies, les névralgies faciales, la tendance aux congestions cérébrales, quelques paralysies, les suppressions hémorrhoïdaires, les mouvements fluxionnaires vagues qu'on observe assez communément chez les femmes, lors de l'âge critique. Il convient alors de laisser évaporer une bonne partie de gaz, avant d'avaler le liquide, et même d'augmenter, de temps à autre, son action purgative, par l'addition de la manne ou du sulfate de magnésie, etc.

Sous forme de douches, leur action résolutive est aussi mise à profit, non-seulement dans les engorgements abdominaux, mais encore dans ceux qui occupent le col de l'utérus, les articulations, etc.

L'existence d'une hypertrophie du cœur, d'un anévrysme des gros vaisseaux intrà-thoraciques, d'un catarrhe bronchique avec irritation, de tubercules pulmonaires, la prédisposition à des hémorrhagies actives ayant leur siége dans la muqueuse des voies aériennes, etc., constituent une contre-indication importante, dont le praticien doit tenir le plus grand compte. On peut même dire, d'une manière générale, que les eaux d'Andabre ne conviennent dans aucune maladie du larynx et des organes thoraciques.

Quant aux tempéraments, le lymphatique et le bilieux retirent en général de meilleurs effets de ces eaux, que le nerveux et le sanguin. Les considérations qui précèdent en donnent suffisamment la raison.

Est-il besoin de rappeler que le degré d'intensité du traitement hydro-minéral doit être proportionné à celui de la maladie et que l'opportunité de sa suspension avant le terme ordinaire, ou au contraire de sa continuation, repose en grande partie sur la notion des effets thérapeutiques déjà obtenus!

§ II.

De l'association des eaux d'Andabre avec celles de Silvanès.

Nous n'avons pas à disserter ici sur l'action thérapeutique des eaux de Silvanès. Nous nous bornerons à rappeler que tous les auteurs qui se sont occupés de l'étude de leurs propriétés médicamenteuses, entr'autres Malrieu et Caucanas, les

recommandent surtout dans les rhumatismes chroniques, dans les névropathies avec élément atoni-
que, dans l'hystérie, l'hypochondrie, les maladies
cutanées affectant les sujets nerveux, etc. (1).

La combinaison des bains de Silvanès avec l'eau
d'Andabre-, prise en boisson, forme souvent un
complément utile et indispensable du traitement des
malades envoyés dans cet établissement thermal.
C'est ainsi que dans les rhumatismes goutteux,
Malrieu conseille à la fois l'usage des bains et de la
boisson des eaux thermales de Silvanès, tout en
reconnaissant qu'il convient aux personnes robustes
de boire en même temps les eaux minérales de
Camarès, à une dose modérée (2).

Voici comment il s'exprime au sujet du traitement des maladies vaporeuses : « Le plus souvent
il convient de faire précéder l'usage des eaux minérales de Camarès, surtout quand dans le traitement
des vapeurs on a à détruire les embarras des viscères du bas-ventre. Ensuite, les bains de Silvanès,
outre les effets qu'ils opèrent sur les humeurs, sont
très propres à donner de la souplesse à tous les
solides du corps humain, à augmenter leurs forces

(1) Nous sommes heureux d'apprendre que M. le docteur
Calvet, médecin-inspecteur, se propose de publier bientôt
un nouvel ouvrage sur les eaux de Silvanès.
(2) Malrieu, Second mémoire, p. 16.

toniques et à ranimer leur action (1). » Il recom-
mande la même association contre les coliques néphrétiques, l'aménorrhée, la dysménorrhée, les fleurs
blanches, certains cas d'hystérie, de dysurie, etc.(2).
C'est surtout dans les cas où l'état nerveux est très
marqué, que cette combinaison réussit.

Dans son premier mémoire, Malrieu avait déjà
dit que les eaux minérales de Camarès sont indiquées
dans le plus grand nombre de maladies pour lesquelles
on emploie les eaux de Silvanès (3).

De son côté, Caucanas, dans un chapitre intitulé :
*Des maladies contre lesquelles on fait concourir effi-
cacement l'usage simultané ou isolé des bains de Silvanès et des eaux de Camarès*, a développé les
considérations les plus judicieuses (4). Il établit
comme règle générale que, dans la plupart des
névropathies, le concours de ces deux moyens
trouve une application efficace. « Ce qui est pourtant plus particulier, ajoute-t-il avec raison, aux
circonstances où dans ces affections il existe des
signes qui décèlent l'inertie des organes des pre-

---

(1) Malrieu, Second mémoire, p. 24.
(2) Malrieu, Second mémoire, pag. 27, 28, 29, 31.
(3) Malrieu, Mémoire sur les eaux minérales-thermales
de Silvanès et sur les eaux minérales froides de Camarès,
1776, in-12.
(4) Caucanas, Ouv. cité, p. 152 à 158.

mières voies, et l'engouement des sucs dans les viscères abdominaux. »

Les mutuels secours que se prêtent ces deux établissements voisins, sont on ne peut plus considérables, pour une grande catégorie de malades. Aussi dirons-nous encore avec Caucanas, relativement à la proximité et à l'association thérapeutique des eaux thermales de Silvanès et des eaux froides de Camarès : « La nature par un bienfait de la providence, a placé à Silvanès, presque sur les mêmes lieux, ces deux genres de secours, réunion aussi précieuse que rare, qui offre au médecin observateur des calculs et des combinaisons infiniment utiles pour la guérison des maladies les plus invétérées, contre lesquelles on chercherait inutilement ailleurs les mêmes avantages (1). »

§ III.

Mode d'action thérapeutique des eaux d'Andabre.

Ce que nous avons dit de l'action des eaux d'Andabre, dans l'état physiologique, suffit pour nous faire comprendre, jusqu'à un certain point,

(1) Caucanas, Ouv. cité, p. 154.

leurs effets avantageux contre les maladies précitées.

La tonicité et l'excitation qu'elles produisent dans l'état normal, jouent sans contredit un grand rôle dans la production de la guérison (1).

Il résulte même de l'observation clinique que l'eau de la *buvette* d'Andabre, bien que contenant une moindre quantité de sels fixes que les sources de Vichy, considérées d'une manière générale, détermine une stimulation plus prononcée. Cette assertion qui paraîtra peut-être paradoxale, n'en est pas moins vraie. Telle est aussi l'opinion de l'un des praticiens les plus répandus du Midi, M. le docteur Bertrand de Montpellier, qui a étudié, à plusieurs reprises, sur les lieux mêmes, l'action physiologique et thérapeutique des eaux d'Andabre et de Vichy.

Cette stimulation ne suffit pourtant pas pour expliquer les effets curateurs. C'est une erreur de croire avec M. le docteur Léon Marchant de Bordeaux, que tout se réduit à l'excitation minérale et à un phénomène *révulsif*, quand cette excitation agit dans les voies curatives (2). A cette action

(1) La propriété hypersthénisante des eaux se manifeste-t-elle surtout sur l'estomac et sur l'utérus, elles sont dites apéritives et emménagogues ; sur les reins, sur la peau, sur des engorgements passifs, etc., elles sont réputées diurétiques, diaphorétiques, désobstruantes, etc.

(2) Léon Marchant, Recherches sur l'action thérapeutique des eaux minérales, etc., 1832, pag. 265 et 268.

apparente s'en surajoute une autre, spéciale, occulte, profonde, se passant dans l'intimité des tissus, action à la fois chimique et vitale, dont il est permis de constater les effets, bien que la nature réelle échappe à nos investigations.

Sans doute les eaux salines, les eaux ferrugineuses, les eaux sulfureuses excitent toutes ; mais chacune de ces stimulations a quelque chose qui lui est propre, qui la distingue des autres et qui la rend apte à remplir telle ou telle série d'indications. C'est ce qu'a parfaitement établi, à notre avis, M. le docteur Andrieu, dans son essai sur les Eaux-Bonnes (1).

En quoi consiste cette action spéciale des eaux ? On a cherché dans ces derniers temps à résoudre ce problème ; mais la plupart des recherches entreprises dans ce but n'ont pas encore conduit à des résultats bien certains.

C'est ainsi qu'aux yeux de M. Petit, les eaux de Vichy agissent surtout en vertu de leur alcalisation, par laquelle les acides qui prédominent dans beaucoup de maladies sont neutralisés.

D'après ce médecin, la goutte et la gravelle, par exemple, proviennent d'un excès d'acide urique

(1) Andrieu, Essai sur les Eaux-Bonnes, pag. 72 à 77.

dans les humeurs ; c'est en le neutralisant que les eaux de Vichy réussissent. Il soutient même que l'alcalisation de l'économie est l'effet le plus important de cette médication, car son action essentielle est de combattre les prédominances acides et de rendre le sang plus liquide (1).

Nous ne nions pas que les eaux de Vichy ne donnent lieu à des réactions chimiques au sein de l'économie; toujours est-il que M. Petit s'en est exagéré l'importance et en a même donné des explications qui sont loin de lever tous les doutes. Il a trop méconnu leur action sur la vitalité des organes dont elles réveillent la torpeur et activent les fonctions, reproche que lui a adressé, à juste titre, son collègue, M. Durand-Fardel (2).

Les eaux d'Andabre sont à leur tour alcalines. On n'en sera nullement surpris, si l'on considère la facilité de l'évaporation de l'acide carbonique et la quantité de sels fixes, en particulier le bi-carbonate de soude. Nos expériences prouvent qu'elles exercent aussi une action particulière sur les liquides, notamment sur l'urine, qu'elles détruisent l'acidité de

(1) Petit, Du mode d'action des eaux minérales de Vichy, 1850, pag. 19 à 63.

(2) Durand-Fardel, Des eaux de Vichy considérées sous le rapport clinique et thérapeutique, 1851, pag. 20 à 51.

beaucoup d'autres sécrétions et qu'elles amènent chimiquement la cessation de la gravelle urique.

Quant à la goutte, nous ne pouvons pas accepter la pathogénie qu'en donne M. Petit et nous sommes d'accord en cela avec la plupart des praticiens.

N'oublions pas d'ailleurs que l'eau d'Andabre est un agent complexe et que l'alcalisation peut représenter tout au plus une partie de son action, mais non sa totalité.

Peut-on en effet passer sous-silence celle du gaz carbonique dont les propriétés toniques et sédatives sur le système digestif sont à bon droit si généralement reconnues? Ne faut-il pas aussi tenir le plus grand compte du fer, agent essentiellement tonique et qui de plus semble exercer une action spéciale sur le fluide sanguin? Les autres principes minéralisateurs agissent à leur tour, et nous ignorons même sous quel mode de combinaison primitive. Enfin, la matière organique elle-même joue un certain rôle et paraît avoir pour effet principal de modérer l'action excitante des divers principes minéraux.

C'est de l'ensemble, c'est de l'association de toutes ces influences partielles, que provient l'action médicatrice; et non d'une seule, prise isolément et exagérée, comme l'ont fait MM. Marchant et Petit.

Cette action est à la fois dynamique et chimique. Admettre l'une sans l'autre, c'est être également exclusif. Les reconnaître, les apprécier toutes deux,

accorder à chacune la part qui lui revient et établir
en définitive le concours de cette double et réciproque
influence dans ses formes si variées, c'est opérer,
au contraire, une synthèse médicalement vraie et
inattaquable.

Chapitre Cinquième.

OBSERVATIONS DE QUELQUES MALADIES,

AMÉLIORÉES OU GUÉRIES PAR LES EAUX D'ANDABRE.

Un très grand nombre d'observations relatives aux effets médicamenteux des eaux d'Andabre, ont été publiées depuis le dix-septième siècle.

Nous avons déjà parlé du poème à la louange des eaux de Camarès, qui parut en 1662. Il eut

beaucoup de retentissement à cette époque ; mais
il est à peu près oublié aujourd'hui.

« Malrieu, dit M. Coulet, possédait un manuscrit
rédigé depuis plus de cent cinquante ans par un
médecin du pays, qui contenait un grand nombre
d'observations exactes sur les effets salutaires des
eaux d'Andabre, dans un grand nombre de maladies (1). »
Ce recueil a beaucoup servi à la rédaction des
travaux de Malrieu qui portent, à chaque page, le
cachet du praticien, malgré quelques hypothèses
théoriques, aujourd'hui surannées.

Les derniers chapitres de la troisième section du
livre de Caucanas contiennent quelques observations
touchant l'efficacité des eaux d'Andabre. Il nous
suffira d'indiquer le titre de ces chapitres (2 :

CH. II. — De l'efficacité des eaux de Camarès
dans les embarras des reins, les coliques néphrétiques et autres maladies des voies urinaires.

(1) Coulet, Ouv. cité, p. 15. — Nous ne saurions trop
remercier M. de Gissac de l'obligeance et de l'empresse-
ment qu'il a mis à rechercher ce précieux manuscrit, que
son grand'père avait communiqué au docteur Malrieu. Il
n'a pu malheureusement le retrouver.
(2) Caucanas, Ouv. cité, p. 158 et 180.

Ch. iii. — Des vertus des eaux de Camarès contre les obstructions abdominales, les coliques hépatiques, la diarrhée bilieuse et dysentérique, l'anorexie ou inappétence, et autres affections dépendantes de l'atonie des premières voies.

Ch. iv. — Des effets efficaces des eaux de Camarès dans le traitement de l'hypochondriacie et de la mélancolie; du chlorosis dit communément pâles-couleurs et des fleurs blanches.

M. le docteur Coulet a publié vingt-cinq observations des plus intéressantes et des mieux décrites sous les titres suivants :

§ i. Débilité des premières voies et de la constitution.

§ ii. Affections bilieuses et dispositions à ces maladies ; migraine, érysipèle, etc.

§ iii. Obstructions du foie et des glandes mésentériques.

§ iv. Affections des voies urinaires.

§ v. Affections purement nerveuses de l'estomac.

§ vi. Affections de l'organe utérin.

§ vii. Affections du système lymphatique.

§ viii. Ulcères atoniques non scrofuleux (1).

(1) Coulet, Ouv. cité, p. 33 à 75.

Les cahiers de mon père en contiennent une douzaine qui se rapportent à la dyspepsie, à la chlorose,
à la gravelle, à la leucorrhée et à l'engorgement
hépatique. Nous ne les reproduirons pas ici à
cause de la forme aphoristique de leur rédaction;
nous ferons de même pour d'autres observations
que l'on trouve consignées dans les registres de
l'établissement d'Andabre. Leur authenticité est
incontestable; mais elles manquent de quelques
détails nécessaires pour faire partie intégrante d'une
publication scientifique. Elles ne serviraient donc
qu'à grossir inutilement ce travail et à lui enlever
son caractère sérieux.

Comme les matériaux ne nous manquent pas et
que nous tenons à ne pas encourir le reproche d'avoir
exagéré, nous laisserons, autant que possible parler,
à notre place, plusieurs de nos confrères qui
ont fait un long usage des eaux d'Andabre. Leur
témoignage confirme les assertions que nous avons
émises dans les généralités qui précèdent.

Voici comment s'exprime M. le docteur Anglade,
savant praticien de Rodez :

« Lorsqu'une maladie a été longue, la convales-
cence ne s'établit souvent qu'avec difficulté, on voit

persister fréquemment une débilité générale des
organes digestifs ; l'appétit est nul ou presque nul ;
il y a parfois de la diarrhée sans qu'il existe néanmoins des signes d'irritation gastro-intestinale ; on
doit voir la cause de ces digestions imparfaites dans
un état d'atonie du tube digestif. Les fièvres
continues graves désignées vulgairement sous le
nom de typhoïdes , nous offrent de fréquents
exemples des phénomènes que nous venons de
décrire. C'est dans ces circonstances que les eaux
d'Andabre m'ont rendu de grands services.

» On rencontre encore fréquemment dans la
pratique des affections vagues , indéterminées, chroniques d'emblée sans aucun signe d'inflammation ou
de lésion organique appréciable. Les malades ont des
digestions pénibles ; chez eux, le dévoiement alterne
avec la constipation ; en même temps ils maigrissent,
leurs chairs deviennent flasques, décolorées ; ils
n'ont aucune énergie et sont incapables d'un travail
sérieux. Ils sont fréquemment tourmentés par des
douleurs gastriques et abdominales ; le moindre
exercice les essouffle et couvre leur corps de sueur.
A tous ces symptômes, se joint parfois une petite
toux , au point que des praticiens de mérite ont pu
croire à une affection pulmonaire commençante,
alors qu'il ne s'agissait que d'une atonie des organes
abdominaux. Ces praticiens ont prescrit, en conséquence, les émollients, les débilitants ; et de cette

médication, a toujours résulté une aggravation des accidents. Les eaux d'Andabre aidées d'une bonne alimentation m'ont procuré, dans ces cas, des guérisons qui paraissaient tenir du prodige. Ces eaux, stomachiques, toniques, apéritives, étant bien dirigées, sont appelées à rendre de grands services à la thérapeutique. »

Les deux observations suivantes de M. le docteur Ducasse de Toulouse sont trop importantes et trop bien narrées, pour que nous puissions les passer sous-silence. Nous les ferons suivre de huit autres choisies parmi les cas les plus graves, qui prouvent combien grande est la puissance curative des eaux d'Andabre, quand elles sont judicieusement employées.

OBSERVATION I.

Engorgement chronique du foie; détérioration considérable de tout l'organisme; adynamie profonde. — Premier voyage à Andabre; amélioration très notable. — Deuxième voyage à Andabre; guérison complète.

Madame D...., âgée de 50 ans, d'un tempérament lymphatico-sanguin, d'un embonpoint exagéré,

extrêmement impressionnable, avait constamment
joui d'une bonne santé. Elle n'était troublée de
temps en temps qu'à l'époque de la menstruation,
où des crises nerveuses s'établissaient quelquefois
avec violence sur le système digestif et s'accompagnaient de vomissements multipliés. Des malheurs
survenus dans sa situation de fortune en augmentèrent la force et l'obligèrent à se rendre à Paris, où
elle éprouva pendant 15 mois les souffrances les
plus cruelles. C'était principalement sur le système
gastro-hépatique que les dérangements fonctionnels
s'étaient dessinés. Des médications nombreuses,
variées suivant les phénomènes existant, avaient été
successivement mises en usage, mais sans aucun
résultat avantageux. La malade dépérissait à vue
d'œil ; la nutrition ne s'opérait plus ; les forces se
perdaient, et tel était le degré de leur épuisement,
que malgré les plus vifs désirs de revoir son pays,
ce ne fut qu'avec les plus graves appréhensions qu'on
se décida à lui laisser tenter le voyage.

Arrivée à Toulouse dans le mois d'août 1838,
voici l'état dans lequel Mme D.... me fut présentée :
Amaigrissement extrême ; face étirée et offrant tous
les caractères d'une lésion organique abdominale
profonde ; couleur jaune livide de la peau ; langue
muqueuse ; point de sommeil. La malade ne peut
rester dans son lit que sur le côté gauche et fortement
accroupie ; la plus légère extension des membres

inférieurs réveille des douleurs intolérables. Diarrhée fréquente ; sentiment de la faim presque inex-
tinguible ; saillie énorme du foie qui dépassait les
fausses-côtes, avait le double de son volume naturel
et dont la surface était inégale et bosselée ; urines
rares et fortement colorées ; quelques souvenirs de
menstruation, dont l'âge aurait expliqué l'absence
complète ; découragement extrême ; pressentiments
sinistres qui lui représentaient constamment la mort
comme le seul terme de ses longues souffrances.

Cette situation me parut très grave. Ce qui
l'aggravait encore à mes yeux, c'est qu'à Paris
jamais on n'avait soupçonné une maladie du foie,
et que bien convaincus d'une lésion organique
seulement dans le tube digestif, les médecins
n'avaient songé à diriger leurs médications que
vers ce but imaginaire et avaient donné à la maladie
principale le temps de produire de grands désordres.

Mon premier soin fut donc d'éclairer la malade
sur la nature véritable de son altération et sur la
confiance que m'inspiraient les eaux d'Andabre,
pour la détruire. Mais, comme elle était considérablement fatiguée par une si longue route, je
voulus la laisser reposer pendant plusieurs jours et
la préparer convenablement à cette médication
nouvelle. Le séjour dans son lit, les bains domes-
tiques, quelques sangsues à l'anus, des frictions
mercurielles sur l'abdomen, des cataplasmes conti-

nuellement appliqués, un régime doux, mais dont
la sévérité ne fut pas toujours observée, furent
alternativement mis en usage, et, au mois de
septembre, la malade un peu soulagée se rendit à
Andabre.

Les effets salutaires des eaux d'Andabre ne se
firent pas longtemps attendre. Dès les premiers
jours, des évacuations alvines plus nombreuses,
plus abondantes, annoncèrent leur action purgative.
Elle se prononça bien plus encore, à mesure que
la dose en était augmentée; et en même temps la
digestion se faisait plus facilement, le sommeil était
meilleur, la position allongée dans le lit plus
supportable, et la tension de la région gastro-
hépatique moins grande. La malade put recom-
mencer un léger exercice; ses forces revenaient
d'une manière sensible, et après vingt jours, elles
furent assez développées pour lui permettre de
rentrer à Toulouse.

Je fus frappé alors de l'amélioration produite
dans tout l'organisme. Le foie était presque rentré
dans l'état normal; la peau avait repris sa couleur
naturelle; les urines, leur aspect physiologique;
une énorme quantité d'aliments de toute espèce
était facilement supportée et digérée; en un mot, il
était évident que la malade marchait rapidement
vers une guérison complète. Son retour à Paris
excita, sous ce rapport, un grand étonnement parmi

les personnes qui, quelques mois auparavant, croyaient l'avoir vue pour la dernière fois, et qui furent également étonnées du retour de son embonpoint.

Un second voyage, qu'elle appelait voyage de reconnaissance fait à Andabre en 1839, maintint, en les fortifiant encore, les bons effets du premier ; et depuis cette époque, Mme D..... ne conserve plus que le souvenir de ses douleurs et des dangers qu'elle a courus.

OBSERVATION II.

Gastro - hépatalgie ; dyspepsie ; amaigrissement très considérable. — Prompte guérison sous l'influence des eaux d'Andabre.

Mme F...., âgée de 48 ans, n'avait pas traversé sans orage la période critique. De nombreuses suffocations, des oppressions violentes, un sentiment de lassitude extrême en avaient, à plusieurs reprises, signalé la durée, et porté de funestes atteintes à son imagination naturellement craintive. Des saignées du bras, l'application fréquemment répétée de

sangsues aux régions inférieures, des bains, un
régime approprié ramenaient bientôt le calme, et à
travers ces altérations passagères, la santé générale
se serait néanmoins rétablie, si des inquiétudes in-
cessantes, de véritables chagrins n'en eussent pas
dérangé le cours. Ce fut, en effet, à la suite d'une
forte émotion morale que se développèrent une foule
d'accidents qui compromirent, à un si haut degré,
la vie de Mme F..... Des coliques violentes, des
vomissements abondants de matières vertes et por-
racées, une soif extrême annoncèrent, quelques
jours après, de graves désordres dans le système
gastro-hépatique, et furent les précurseurs d'un
ictère qui se répandit rapidement sur toute la peau
et lui imprima une couleur jaune-noirâtre. Des
sangsues à l'épigastre, des délayants, la diète et
plus tard des éméto-cathartiques furent administrés
avec succès. Les accidents ci-dessus se dissipèrent et
la malade, quoique considérablement affaiblie, sem-
bla rentrer peu à peu dans son état normal.

Néanmoins, l'appétit avait perdu sa vivacité
naturelle; le sommeil était moins tranquille; le
système nerveux plus agité. De temps en temps,
l'estomac, sans y être provoqué, se débarrassait, le
matin, de quelques flocons biliaires, par une
véritable régurgitation. Pour si peu que l'alimentation fût plus abondante, des gastrodynies en accompagnaient la digestion et quelquefois même des

vomissements se déclaraient avant qu'elle fût complète.

L'examen attentif de la région épigastrique et des régions hypochondriaque ne laissait découvrir aucune altération organique. Il y avait une lésion vitale bien évidente ayant son siége dans les canaux biliaires. Cependant, en partant de cette donnée, nous cherchâmes inutilement à dériver sur la peau cette concentration vitale, par l'application d'emplâtres stibiés et de la pommade d'Autenrieth et à faciliter le jeu organique, ou, comme on le dit, la circulation de la bile, par des boissons spéciales, des pilules d'aloès et de calomel, des purgatifs salins, etc. Les symptômes résistaient ou bien n'éprouvaient qu'une amélioration passagère.

Les forces se perdaient par défaut d'une alimentation suffisante; l'amaigrissement survenait, le découragement s'emparait de l'esprit de la malade. Pendant douze jours, il fut impossible d'introduire dans l'estomac, sans provoquer des vomissements bilieux, une cuillerée de bouillon et de faire faire un pas à la malade, sans procurer une syncope.

Je n'en persistai pas moins dans l'exécution de l'idée que j'avais conçue de soumettre Mme F.... à l'usage des eaux d'Andabre.

J'avais déjà appris par expérience que les secousses de la voiture sont plutôt utiles que nuisibles dans un tel degré d'affaiblissement, et malgré les craintes des parents et des amis de la famille , je conseillai un voyage assez long , assez pénible par l'absence de bons chemins(1), mais qui néanmoins fut fait avec assez de facilité.

Dès les premiers verres de cette eau gazeuse-saline-ferrugineuse , une amélioration se déclara , quelques cuillerées de bouillon de poulet furent d'abord digérées ; le riz et le vermicelle qu'on y ajoutait graduellement s'assimilèrent très bien. L'estomac put bientôt supporter les aliments solides. En attendant , les eaux augmentées chaque jour de quantité et portées jusqu'à 15 verres dans les 24 heures , déterminèrent des évacuations alvines abondantes et qui obligèrent même la malade à se lever pendant la nuit.

La nutrition mieux accomplie réparait les pertes jusqu'alors éprouvées ; la peau reprenait sa couleur naturelle ; les forces musculaires permettaient une assez longue course ; l'embonpoint faisait , tous les jours , des progrès et , au bout d'un mois de ce traitement , Mme F... fut complétement guérie.

(1) Les routes qui aboutissent à Andabre sont aujourd'hui en très bon état.

OBSERVATION III.

Engorgement hépatique; atonie et irritabilité des voies digestives. — Guérison après deux saisons passées à Andabre.

M. M..., négociant de Toulouse, d'une cinquantaine d'années, était atteint d'un engorgement chronique du foie avec irritabilité et atonie des voies digestives.

Depuis trois mois, il était réduit à vivre, au moyen de deux ou trois bols de lait par jour et de quelques petits biscuits, ne pouvant prendre aucun autre aliment, sans être exposé à le rendre immédiatement. Il fit usage en 1845, à Toulouse, des eaux d'Andabre en boisson, d'après les conseils de M. Viguerie, en attendant la saison convenable pour se rendre à Andabre. Dès les premiers jours de leur emploi, M. M... put mettre de la mie de pain dans son lait, sans la rejeter par les efforts du vomissement; et une nourriture de plus en plus confortable fut graduellement supportée.

La première saison que M. M... passa à Andabre, donna des résultats très satisfaisants ; il but beaucoup et souffrit moins de ses digestions. La constipation opiniâtre dont il était atteint, fut remplacée par des selles faciles et abondantes; la sécrétion urinaire fut sensiblement augmentée, et les forces et l'appétit revinrent.

En 1846, M. M.... revint à Andabre. Les eaux l'éprouvèrent considérablement; d'abondantes déjections bilieuses finirent par se déclarer par les voies supérieure et inférieure; l'engorgement hépatique se dissipa et la guérison s'est maintenue jusqu'à ce jour.

OBSERVATION IV.

Engorgement chronique très considérable de la rate consécutif à une fièvre intermittente, dissipé après une saison passée à Andabre.

Mme R.... des environs d'Albi portait un engorgement de la rate tellement considérable qu'il occupait plus de la moitié de la région abdominale. Cet engorgement paraissait avoir acquis une dureté presque cartilagineuse ; il était consécutif à une fièvre intermittente paludéenne de longue durée et avait résisté à une foule de remèdes dits fondants ou résolutifs, lorsque Mme R..... se rendit aux eaux d'Andabre.

Sous l'influence de ces eaux, prises pendant la durée d'un mois, la tumeur disparut complétement et la santé générale qui avait été profondément altérée au point d'inspirer les inquiétudes les plus vives, se rétablit de la manière la plus parfaite et la plus durable.

Mme R... prit les eaux successivement à la dose de 2, 3, 4, 5, 6 verres dans la journée. Elles portèrent surtout leur action sur les voies urinaires et sur le tube digestif, de manière à produire un effet purgatif modéré.

OBSERVATION V.

Engorgement des ganglions mésentériques détruit par les eaux d'Andabre.

La femme d'un forgeron de l'arrondissement d'Albi avait eu une tumeur de nature squirrheuse à la lèvre inférieure, qui avait nécessité son ablation.

A la suite d'une gastro-entérite provoquée par une
alimentation échauffante et des fatigues très grandes,
la malade tomba dans un état de marasme provoqué
par une diarrhée chronique et une fièvre continue à
type rémittent. En même temps, les glandes du
mésentère se tuméfièrent et finirent par former
dans presque toute la région abdominale des tumeurs
dures, très multipliées, d'un volume variable depuis
la grosseur d'une olive, jusqu'à celle d'un gros œuf
de dinde. Les forces avaient presque complétement
abandonné la malade, dont la maigreur était considérable. L'état fébrile permanent et la teinte jaune
caractéristique des affections de mauvaise nature me
faisaient craindre que cette altération des ganglions
mésentériques ne fût de nature identique à celle que
j'avais enlevée à la lèvre. Dans cet état de choses,
et après avoir essayé un grand nombre de médications et surtout les préparations iodées, j'eus recours
à l'usage des eaux d'Andabre qui amenèrent la
disparition totale des accidents locaux et généraux;
et depuis plusieurs années, la malade a joui d'une
santé inaltérable (1).

(1) Les observations iv et v nous ont été communiquées
par M. le docteur Seguin. Nous regrettons que le défaut
d'espace nous empêche de reproduire toutes celles qu'il a
eu l'obligeance de nous fournir. La plupart d'entre elles se
rapportent à la dyspepsie et à la gastralgie liées surtout à

OBSERVATION VI.

Gravelle et catarrhe vésical guéris par l'eau d'Andabre.

M. le docteur Préghefli éprouva vers la fin de 1843 une cruelle attaque de gravelle qui mit sa vie en danger. Une dysurie violente avait précédé pendant quelques jours l'émission des concrétions urinaires qui s'étaient formées dans les voies sus-vésicales. Le cathétérisme fut pratiqué pour combattre la rétention d'urine et faciliter la sortie des graviers. Les urines coulèrent aussitôt, accompagnées d'une grande quantité de poussière rougeâtre mêlée à de petits grains caleuleux pour la plupart du volume d'un grain de blé. L'analyse signala la présence de

l'état chlorotique, aux adénites scrofuleuses, aux métrites et aux catarrhes chroniques de la vessie, à l'aménorrhée, etc. Les eaux d'Andabre, dit-il. sont d'une valeur médicamenteuses très grande dans les maladies ci-dessus, comme du reste l'ont constaté bien des fois et depuis bien des années, les praticiens les plus recommandables du Midi de la France et surtout mon respectable et illustre confrère et maître, le docteur Viguerie.

l'acide urique et de l'urate d'ammoniaque. Les urines étaient extrêmement muqueuses, fétides et fortement colorées. La miction était fréquente et très douloureuse et toujours chargée de gravier ; il y avait en outre de vives coliques néphrétiques s'accompagnant de la rétraction des testicules. Les fonctions digestives furent gravement troublées ; il y eut de fréquents vomissements. Au bout de deux mois, l'émission du gravier cessa et les souffrances diminuèrent ; mais il resta un fort catarrhe vésical avec ténesme. Le printemps arriva, et M. Prégheffi eut recours à l'usage des eaux minérales d'Andabre : le catarrhe vésical disparut, ainsi que le ténesme, et les urines redevinrent parfaitement normales.....

Pour compléter cette observation , sans la rendre trop longue, nous avons adressé, le 10 avril dernier, les trois questions suivantes à notre excellent confrère, le docteur Prégheffi :

1° La gravelle urique a-t-elle cédé à l'usage de l'eau d'Andabre, ou bien n'est-ce que le catarrhe vésical consécutif ?

2° L'eau d'Andabre a-t-elle été employée pour prévenir de nouvelles crises de coliques néphrétiques ?

3° L'eau d'Andabre rendait-elle les urines alcalines ?

Réponse :

1º **L'eau d'Andabre** fut primitivement employée pour combattre le catarrhe vésical consécutif; l'urolithiasis avait disparu quelques semaines auparavant. J'ai constaté assez souvent sur d'autres sujets l'action efficace de l'eau d'Andabre contre le catarrhe vésical idiopathique, à l'état chronique.

2º **Huit** années après la première attaque de gravelle, j'en eus une seconde. L'eau d'Andabre combattit alors avec un plein succès les accidents gravelleux.

3º **Les urines** devenaient alcalines sous l'influence de l'eau d'Andabre (1).

(1) Nous nous dispensons d'insérer dans ce travail d'autres observations se rapportant à la gravelle. Celle-ci nous paraît suffire pour donner une idée de l'utilité de l'eau d'Andabre contre cette cruelle maladie. Ce n'est pas tant la quantité que la qualité des faits qui doit servir de base à nos appréciations thérapeutiques.

OBSERVATION VII.

Engorgement du foie avec embarras gastrique chronique saburral et bilieux. — Guérison assez rapide, sous l'influence de l'eau d'Andabre.

Mme C... de Belmont, d'une constitution assez forte, d'un tempérament bilieux, âgée de 60 ans, éprouva en 1850 une hépatite aiguë qui fut heureusement combattue par un traitement anti-phlogistique. En 1852, elle retomba malade. Elle perdit tout-à-coup l'appétit, devint jaunâtre, éprouva de fréquents vomissements; ses forces dépérirent; elle ressentait un malaise continuel à l'épigastre et dans l'hypochondre droit où l'on constatait un léger engorgement du foie. Elle devint inquiète, impressionnable, taciturne et désespérait de guérir. MM. les docteurs Cazes et Prégheffi se décidèrent à employer l'eau d'Andabre, comme dernière ressource. Sous son influence, la langue qui était constamment saburrale, se nettoya, l'appétit revint, les digestions s'accomplirent avec plus de facilité, la teinte ictérique et la constipation disparurent, ainsi que l'engorgement hépatique. Les forces et l'embonpoint augmentèrent de plus en plus, et après deux mois, la guérison fut obtenue (1).

OBSERVATION VIII.

*Chlorose avec leucorrhée et suppression complète du flux men-
struel, guérie par l'eau d'Andabre.*

Mme J..., âgée de 25 ans, d'une constitution délicate, d'un tempérament lymphatico-nerveux, atteinte depuis quatre mois de faiblesse générale avec palpitations, essoufflement, inappétence, pâleur extrême de la face, suppression des menstrues et leucorrhée, ayant considérablement maigri depuis cette époque, n'avait retiré que de médiocres avantages des préparations toniques et ferrugineuses

(1) Nous allions publier une autre observation analogue, lorsqu'on nous a appris qu'elle se trouvait insérée dans le mémoire de M. Coulet (Obs. xi). Le malade qui en est le sujet revint à Andabre, en 1843, les accidents primitifs s'étant reproduits. Sa guérison est parfaite depuis cette époque. Il s'est pourtant rendu encore, à plusieurs reprises à Andabre ou à Silvanès, plutôt par reconnaissance que par nécessité.

que nous lui conseillâmes. Envoyée à Andabre, en août 1852, elle éprouva une purgation abondante, après avoir bu, le premier jour, deux verres d'eau minérale. Pendant les deux jours suivants, elle suspendit son emploi et put la tolérer ensuite et en élever peu à peu la dose jusqu'à 6 verres dans la matinée, sans autre effet appréciable qu'une diurèse assez abondante. Au repas, elle prenait un peu de vin pur coupé avec de l'eau ordinaire, n'ayant pu en aucune manière supporter son mélange avec l'eau d'Andabre. Peu à peu l'appétit s'accrut; la face se colora; les digestions s'effectuèrent assez bien; l'essoufflement et les palpitations s'affaiblirent. Elle se décida enfin, sur nos pressantes invitations, à faire, deux fois par jour, des injections vaginales avec l'eau d'Andabre; l'écoulement leucorrhéique diminua considérablement, et après vingt-cinq jours de traitement, la menstruation, supprimée depuis quatre mois, reparut. Elle a continué à boire chez elle, pendant un mois, une bouteille par jour d'eau d'Andabre, et depuis lors elle jouit d'une parfaite santé.

OBSERVATION IX.

*Atonie générale avec dysménorrhée, avantageusement com-
battue par les eaux d'Andabre (bains, boissons).*

Madame P..., âgée de 39 ans, douée d'une assez
bonne constitution et d'un tempérament lymphatique très prononcé, mère de deux enfants, n'ayant
jamais eu de maladies graves, éprouvait habituelle-
ment un peu de retard dans ses menstrues qui ont
toujours été peu abondantes et étaient habituelle-
ment annoncées par quelques phénomènes nerveux,
parfois même par de légères attaques d'hystérie.
Depuis trois mois environ, les fonctions digestives
étaient profondément affaiblies et le flux périodique
était à peine sensible, malgré l'emploi de divers
moyen stoniques et emménagogues très rationnels.

Sa pâleur naturelle avait beaucoup augmenté et
le plus léger exercice la fatiguait extrêmement;
elle se trouvait enfin dans un état de langueur et
d'affaissement inexprimables.

En juillet 1849, elle fut envoyée à Andabre, où
elle séjourna pendant un mois environ. La men-

struation survint sans retard et dura trois jours., sans être précédée ni suivie d'aucun symptôme particulier.

La dose de la boisson fut poussée jusqu'à 10 verres par jour ; elle prit en outre une douzaine de bains.

Ses digestions s'exécutaient bien ; et elle partit dans un état satisfaisant.

Nous ignorons ce qui a pu se passer chez elle depuis cette époque.

OBSERVATION X.

Gastralgie et dyspepsie compliquées d'ictère. — Amélioration très notable après un mois et demi de séjour à Andabre.

Mme F..., de Toulouse, âgée de 55 ans, d'un tempérament lymphatico-nerveux et d'une assez bonne constitution, était atteinte, depuis deux ans, de crampes d'estomac très violentes, se produisant, presque toutes les semaines, et ayant résisté à l'emploi d'une foule de moyens antispasmodiques. Ces crampes s'accompagnaient, chaque fois, de vomissements de matières glaireuses et biliformes en assez grande quantité et d'un spasme général suivi d'abattement et d'une débilité extrême.

Depuis deux mois, elle était en outre atteinte d'un ictère intense avec dyspepsie très prononcée ; elle ne pouvait supporter que quelques cuillerées de bouillons maigres et un peu de limonade cuite.

En 1847, elle fut envoyée à Andabre ; elle y séjourna près d'un mois et demi et retira les meilleurs effets de l'ingestion de l'eau, dont elle prit jusqu'à 10 verres par jour, additionnés d'un peu ne sirop de gomme. L'ictère disparut peu à peu, les crises d'estomac ne se produisirent que deux fois et avec beaucoup moins d'intensité ; l'appétit se réveilla et l'estomac supporta toutes sortes d'aliments. Lorsqu'elle quitta Andabre, il y avait dans son état une amélioration des plus grandes.

Nous nous bornerons à l'exposé de ces faits,
pour ne pas donner une extension trop grande à
ce travail. Leur répétition serait d'ailleurs aussi
inutile que fatigante pour le lecteur.

Est-ce à dire que dans tous les états morbides où
les eaux d'Andabre sont généralement prescrites,
elles obtiennent des succès aussi éclatants que dans
les dix observations qui précèdent? Non, une telle
exagération ne pourrait être dictée que par un
enthousiasme irréfléchi ou par un mobile encore
plus coupable!

Dans d'autres cas, leur action curatrice est plus
lente et leur utilité moins prononcée. Quel est
d'ailleurs l'agent thérapeutique qui n'est pas quelquefois infidèle!

On ne saurait trop le dire, l'eau d'Andabre est
une arme d'autant plus puissante, qu'elle est mieux
maniée et avec laquelle il ne faut jamais jouer.
Pour en tirer tout le parti possible, il importe avant

tout que les indications de son emploi soient bien solidement établies ; il faut de plus que son mode d'administration et les effets immédiats qu'elle produit soient attentivement surveillés.

Nous avons beaucoup insisté sur ces divers points qui sont, à notre avis, d'une importance majeure.

Ajoutons que la position particulière d'Andabre augmente encore l'importance de ses eaux et agrandit le cercle de leurs applications thérapeutiques.

On y trouve, en effet, la précieuse ressource de pouvoir graduer et modifier de mille manières l'intensité de la médication hydro-minérale.

Aussi avons-nous fait ressortir les nombreux avantages qui résultent de l'association des eaux d'Andabre avec celles de Silvanès. L'expérience d'une foule de praticiens a maintes fois constaté leurs heureux effets.

Les autres sources voisines leur fournissent aussi, dans quelques cas, un concours salutaire.

L'eau de *la buvette* d'Andabre est-elle trop excitante, sa tolérance est-elle difficile, celle de Prugnes moins minéralisée peut alors parfaitement convenir.

Enfin, la richesse ferrugineuse des sources du Cayla, leur donne une valeur spéciale dans le traitement des états chloro-anémiques.

En les combinant à des degrés variés ou bien en les alternant à propos, suivant les exigences des divers cas particuliers, on dispose d'une puissance nouvelle contre quelques états morbides qui seraient peut-être réfractaires à l'action des eaux d'Andabre et de Silvanès employées isolément ou même associées. On abrège tout au moins la durée du traitement et on évite les inconvénients que peut avoir l'administration d'un remède toujours identique.

Du reste, notre intention est de poursuivre cette intéressante étude et d'insérer, au besoin, dans un nouveau mémoire, les résultats de nos expérimentations thérapeutiques ultérieures.

Nous les exposerons avec la même indépendance et la même franchise, qu'elles confirment ou non l'ensemble des opinions consciencieuses que nous avons émises.

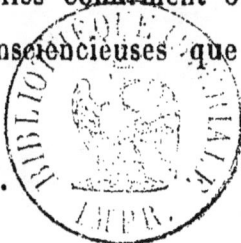

FIN.

TABLE DES MATIÈRES.

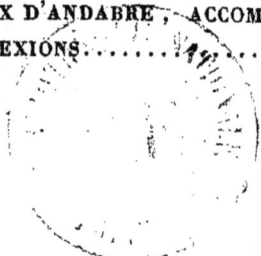

Principales publications de l'Auteur.

OBSERVATIONS sur l'emploi de l'acide arsénieux dans le traitement des fièvres intermittentes paludéennes, recueillies à la Clinique médicale de Montpellier, dans le service de M. le professeur Fuster. (Mémoire communiqué à l'Académie des sciences dans la séance du 3 mai 1852, commiss. MM. Andral, Rayer et Bussy, inséré dans la GAZETTE MÉDICALE DE PARIS, 1852.)

ÉTUDE anatomo-pathologique sur les fièvres graves, dites typhoïdes, observées à l'Hôtel-Dieu St-Eloi de Montpellier.

CONSTITUTION médicale de Montpellier en 1849.

OBSERVATIONS sur la chaleur animale dans les fièvres intermittentes paludéennes.

NOTE sur un cas de mort apparente (adressée à l'Académie Nationale de médecine de Paris, séance du 25 mars 1851).

NOTE pour servir à l'histoire de l'inflammation des veines encéphaliques.

NOTE sur l'introduction de l'air dans les veines (adressée à l'Académie Nationale de médecine de Paris, séance du 27 janvier 1852).

OSBERVATIONS de fièvres sextanes suivies de réflexions.

CONGRÈS général d'hygiène de Bruxelles.

Pour paraître prochainement :

Mémoire sur les célébrités médicales du Rouergue.

Montpellier. — Imp. L. CRISTIN et Cᵉ, rue Castel-Moton 4.